U0221425

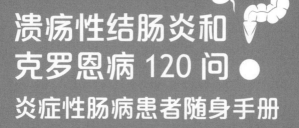

溃疡性结肠炎和克罗恩病 120 问 ●
炎症性肠病患者随身手册

主 编◎沈 骏 童锦禄 乔宇琪 王天蓉

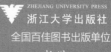

ZHEJIANG UNIVERSITY PRESS
浙江大学出版社
全国百佳图书出版单位
·杭州·

图书在版编目（CIP）数据

溃疡性结肠炎和克罗恩病120问：炎症性肠病患者随身手册／沈骏等主编. —杭州：浙江大学出版社，2023.1
（2024.10重印）
ISBN 978-7-308-23150-3

Ⅰ.①溃… Ⅱ.①沈… Ⅲ.①肠炎－问题解答 Ⅳ.
①R516.1-44

中国版本图书馆CIP数据核字（2022）第189864号

溃疡性结肠炎和克罗恩病120问：炎症性肠病患者随身手册

沈　骏　童锦禄　乔宇琪　王天蓉　主编

责任编辑	张　鸽　伍秀芳
责任校对	季　峥
封面设计	续设计-黄晓意
出版发行	浙江大学出版社
	（杭州市天目山路148号　邮政编码310007）
	（网址：http://www.zjupress.com）
排　版	浙江大千时代文化传媒有限公司
印　刷	浙江省邮电印刷股份有限公司
开　本	880mm×1230mm　1/64
印　张	6.75
字　数	150千
版印次	2023年1月第1版
	2024年10月第3次印刷
书　号	ISBN 978-7-308-23150-3
定　价	59.00元

《溃疡性结肠炎和克罗恩病 120 问：
炎症性肠病患者随身手册》
编 委 会

主 编

沈　骏　　童锦禄　　乔宇琪　　王天蓉

编委（按姓氏拼音排列）

陈　叶　上海交通大学医学院附属仁济医院宝山分院

刘茜缘　上海交通大学医学院

吕扬宝　上海交通大学医学院附属第六人民医院

乔宇琪　上海交通大学医学院附属仁济医院

单恬恬　上海交通大学医学院

沈　骏　上海交通大学医学院附属仁济医院

童锦禄　上海交通大学医学院附属仁济医院

王天蓉　上海交通大学医学院附属仁济医院

王子辰　上海交通大学医学院

杨尔鹏　上海交通大学医学院附属第六人
民医院

张芷萱　上海交通大学医学院

周雨茗　上海交通大学医学院附属仁济医院

竺铭杰　上海交通大学医学院

前　言

炎症性肠病主要包括溃疡性结肠炎、克罗恩病以及炎症性肠病未定型。炎症性肠病多见于西欧、北欧和北美地区，与西方的高脂肪、高蛋白和高糖饮食等生活方式密切相关。既往炎症性肠病在我国罕见，但是近年来国人的饮食习惯、生活节奏以及环境等有了明显改变，越来越趋于西化，中国炎症性肠病的发病率快速增长，尤以珠江三角洲地区和长江三角洲地区增长最快。目前，炎症性肠病已经成为我国消化系统常见的疑难疾病之一，是消化系统疾病基础研究和临床诊疗的重点、热点和难点。

上海交通大学医学院附属仁济医院消化内科是我国第一批从事炎症性肠病诊

断、治疗和研究的单位之一。多年来，我们在日常临床工作中常常遇到患者对于疾病发生、发展和转归过程中的个体化问题存在诸多疑问的情况。从一次次患教中我们发现，患者所提出的问题有相当的共性，也有在疾病不同阶段的个体化诉求，因此我们萌生了编写一本科普书来回答患者常常咨询的问题这一想法。这个想法得到了上海交通大学医学院附属仁济医院消化内科炎症性肠病亚专业几位志同道合的医师的一致认可。大家潜心钻研、反复雕琢，终于形成了这一本科普书——《溃疡性结肠炎和克罗恩病 120 问：炎症性肠病患者随身手册》。

虽然全球对炎症性肠病的发生机制和临床诊疗进行了深入的研究，但是炎症性肠病的具体病因和确切的发生机制至今仍未能明确，完全治愈炎症性肠病的药物和方法也未能发现。我们希望本书的出版能够回答炎症性肠病患者在疾病诊断和治疗过程中的一些问题,能让患者对疾病有一定的认识。

因编写时间仓促,同时每个炎症性肠病中心对疾病的治疗存在一定差异,所以本书内容仅代表编写者的个人经验和临床体会。限于我们的学识和水平,难免存在疏漏甚至谬误之处,恳请各位病友和医学同道批评和指正。

沈骏　童锦禄　乔宇琪　王天蓉

目 录

🏥 问题 1　什么是炎症性肠病？

消化道从上到下分别为口腔、咽喉、食管、胃、小肠和大肠。炎症性肠病（inflammatory bowel disease，IBD）是一种病因尚不明确的慢性肠道炎症性疾病，主要包括溃疡性结肠炎（ulcerative colitis，UC）、克罗恩病（Crohn's disease，CD）和炎症性肠病未定型（inflammatory bowel disease unidentified，IBDU），主要涉及小肠、大肠部分，但是身体的其他部分往往也有表现。目前，在我国炎症性肠病还是以溃疡性结肠炎为主，而克罗恩病的发病率正逐渐增高。

炎症性肠病未定型是炎症性肠病一种较为特殊的类型，通常在肠镜表现中可能存在既不完全类似于溃疡性结肠炎又不完全类似于克罗恩病的现象。根据上海交通大学医学院附属仁济医院炎症性肠病团队的数据，炎症性肠病未定型在整体炎症性肠病患者中的比例不到 5%。对炎症性肠病未定型的诊断并不影响后续治疗，其后续治疗类似于克罗恩病。根据国内外的经验，部分炎症性肠病未定型的患者在患病后数年内逐步表现为溃疡性结肠炎或克罗恩病的特点，其最终诊断也会随之发生改变，变为溃疡性结肠炎或克罗恩病。

溃疡性结肠炎是一种直肠和结肠的慢性炎症和溃疡，病变呈连续分布，常由直肠起病，可向上蔓延发展至降结肠、横结肠，最终累及全结肠，直肠没有溃疡的比例低于 5%。

克罗恩病是一种慢性肉芽肿性疾病，病变多见于小肠和结肠，但消化道的任何地方都有可能受累。克罗恩病的病变通常呈阶段性或跳跃性分布,简而言之,就是一段肠道正常,一段肠道有炎症或者溃疡,间隔分布,炎症可累及肠道全层,因此部分患者会发生穿孔或者瘘管。

炎症性肠病在西方发达国家的发病率较高,在亚洲和北非的发病率较低,其中发病率最高的地区是北美洲和北欧,这也是全球经济水平最高的地区。据报道,炎症性肠病在我国的发病率约为(1.77～3.14)/10万,属于少见病(注意:不是罕见病)。但在过去20多年,随着人们生活方式(快节奏)和饮食习惯(快餐食品)的改变,我国炎症性肠病患者的数量呈上升趋势,并且南方的炎症性肠病发病率比北方高,这可能与城市化程度及经济水平的高低有关。

在我国,溃疡性结肠炎的发病高峰年龄为20～49岁,男女性别差异不明显;而克罗恩病的发病高峰年龄为 18～35 岁,男性发病率略高于女性。因炎症性肠病大多影响青壮年,病程迁延易反复,治疗费用高,无法治愈且严重影响生活质量,故其又被一些公益组织称为"绿色癌症"。

目前,炎症性肠病的诊断缺乏唯一标准,属于排除其他疾病后的诊断,因此诊断和鉴别诊断较为复杂,需要非常专业的医生来进行诊断和治疗。炎症性肠病的诊断需要在排除其他可能疾病的基础上,综合临床表现、实验室检查、内镜检查(结肠镜、小肠镜等)、影像学检查和组织病理学进行分析,因此从发病到确诊的时间往往较长。

(周雨茗　沈骏)

🏥 问题2　我为什么会患炎症性肠病？

这个问题目前仍没有确切的答案。炎症性肠病的发病机制复杂，一般认为炎症性肠病是由遗传因素、环境因素、肠道微生物因素以及免疫因素等多方面因素相互作用导致的。

一、遗传因素

炎症性肠病虽然不是严格意义上的遗传病，但也有家族聚集性特征。如果某人有一级亲属（父母、子女、兄弟姐妹）患炎症性肠病，那么其患炎症性肠病的风险会显著增加。其中，克罗恩病的遗传性高于溃疡性结肠炎。目前，已有多个与炎症性肠病相关的基因被识别，比如 *NOD2*，*ATG16L1*，*IL23R* 等。当然，炎症性肠病并不是由某一个基因突变导致的，而是携带某些基因的特定突变使得人体更易患炎症性肠病。因此，并不是说父母患了炎症性肠病，子女就一定会患炎症性肠病。

二、环境因素

尽管炎症性肠病在遗传学研究中取得了进展，但这仅仅解释了部分病因。研究发现，环境因素可能在炎症性肠病的发生和发展中发挥重要作用。炎症性肠病多发生于西方国家。近年来，随着社会经济水平的提高和饮食习惯的改变，我国炎症性肠病的发病率逐渐增高，这种变化提示环境因素在炎症性肠病的发病中发挥了重要作用。

富含红肉（如猪肉、羊肉、牛肉）的饮食会增加炎症性肠病的患病风险；相反，富含纤维（水果、蔬菜）的饮食会降低炎症性肠病的患病风险。此外，吸烟也会增加克罗恩病的患病风险，但对溃疡性结肠炎而言却有保护作用。越来越多的证据表明，儿童时期抗生素的使用与炎症性肠病的风险增加相关。非甾体抗炎药（如对乙酰氨基酚、酚麻美敏等）的频繁使用会增加女性患炎症性肠病的风险。其他因素（如分娩方式、母乳喂养、接触宠物、精神压力等）都可能与炎症性肠病的患病风险增加相关，但是通常认为这些因素与炎症性肠病不一定有直接联系。

三、肠道微生物因素

人体肠道内有大量微生物与人体共存，它们与营养吸收、代谢、免疫等功能相关。研究表明，炎症性肠病患者的肠道微生物与正常人明显不同。与健康人群相比，炎症性肠病患者肠道内有抗炎能力的菌群减少,而有促炎作用的菌群增加。此外,炎症性肠病通常被认为是异常免疫系统对正常肠道菌群的攻击,这种异常通常被认为是肠道局部的免疫亢进。

四、免疫因素

肠道上皮细胞和固有免疫细胞组成的肠道屏障维持着肠黏膜和肠道内容物之间的平衡。炎症性肠病的发病机制可能与肠道屏障的破坏相关。研究表明,炎症性肠病患者的免疫反应有缺陷,导致微生物进入肠黏膜,诱发炎症反应。免疫细胞的过度活化,炎症因子和抗炎因子的失衡导致肠道持续的炎症状态。过度的免疫活化可能是炎症性肠病发病中的重要一环。

总而言之,炎症性肠病的发生是遗传因素、环境因素、肠道微生物因素与免疫因素相互关联和相互作用的结果。因此,我们不能把患炎症性肠病归咎于某单一因素，甚或由此自责或者责怪父母。

（周雨茗　沈骏）

问题 3　克罗恩病能治愈吗？克罗恩病的疗程要多久？

很遗憾，克罗恩病目前尚无法完全治愈，其通常被认为是终身性疾病。克罗恩病的病因十分复杂和模糊，涉及免疫、肠道微生物、遗传、环境等多因素的相互作用，因此很难从病因上找到明确的、完全的治愈方法。事实上，像克罗恩病这样的自身免疫性疾病，大多无法完全根治。在接受治疗的情况下，克罗恩病的症状通常为间歇性加重与一段时间缓解相互交替。不同克罗恩病患者的发病模式不同，活动期可能长达数周到数月，缓解期从数周到数年不等，而积极治疗和维持治疗可以增加进入缓解期和维持缓解期的机会。克罗恩病中的慢性肠道炎症会导致肠道狭窄、瘘管、脓肿等并发症。对于患者来说，这些并发症的表现是梗阻和穿孔。研究表明，克罗恩病在诊断后 20 年内发生肠道并发症的概率为 50%；疾病进展的危险因素包括诊断年龄小于 40 岁、吸烟、肛周或直肠受累。近 50% 的克罗恩病患者在诊断后 10 年内需要进行手术干预。虽然手术可以使克罗恩病的临床症状消退，但是并不能治愈克罗恩病，大多数患者仍然会复发甚至需要后续手术。因此，我们对克罗恩病患者的手术相对比较保守，需要肠道切除的也尽量减少正常肠道的切除。相对于狭窄性病变，穿透性或瘘管性病变的复发风险更高。

克罗恩病虽然目前没有办法被完全治

愈,但是可以通过治疗来缓解,患者也有机会能像正常人一样生活。某国际球员在16岁时被确诊患有克罗恩病,在定期接受正规的治疗后,他延续职业生涯至今。正如他自己所说,如果能治愈将是美梦成真,但更重要的是,即使你正在处理不得不在余生中需要面对的事情,也不能阻止你去做你想做的事情,成为你想成为的人。还有另一位患有克罗恩病的国际运动员,他因克罗恩病而被切除了 12 英寸(约合 30 厘米;1 英寸≈2.54 厘米)的肠道,但是在积极恢复后,他成为美国职业橄榄球的一名首发四分卫。

需要明确的是,患者应该审慎对待任何宣称能彻底治愈克罗恩病的疗法,因为目前还不存在这样的疗法。建议患者将自身的预期目标从治愈疾病转变为更好地带病生活。在确诊后,患者一方面应尽早进行规范的诱导与维持缓解的治疗，筛查与预防克罗恩病相关的疾病（比如规律进行结直肠癌的筛查）；另一方面，患者也应当关注自身的心理健康，寻求外界的支持，保持良好的心态，积极地维持自身的社会功能。减轻克罗恩病对患者生活的影响是最根本的治疗目标之一。

目前，对克罗恩病治疗方法的研究也在不断进展。医生和研究人员在努力改进目前的治疗方法和策略，确定合适的治疗目标（如黏膜愈合）并通过不断地调整治疗方案来实现治疗目标，从而更好地控制克罗恩病。此外，医生和研究人员也在积极地探索新兴的疗法，比如特异性针对某一肠道免疫细胞的靶向治疗、利用肠道微生物调节肠道的免疫反应等，但这些治疗方法从实验室到真正进入临床应用将会是一个漫长的过程。也许将来我们能越来越接近克罗恩病的治愈，但不是现在。

（吕扬宝　沈骏）

📷 **问题 4　溃疡性结肠炎能治愈吗？溃疡性结肠炎的疗程要多久？**

关于溃疡性结肠炎治愈的定义，目前尚不清晰。一种定义是疾病的完全清除，对于患者来说，希望经过治疗，疾病不再复发；另一种定义是外科手术将溃疡肠道全部切除。这个外科手术的全称是全结直肠切除并回肠储袋肛管吻合术（ileal pouch-anal anastomosis，IPAA）。第二种定义只存在于溃疡性结肠炎中，对克罗恩病不适合。部分患者通过手术可以将有溃疡和炎症的肠段切除，但是相当一部分患者术后排便次数会增加到每日 5～10 次甚至更多。在国外的定义中，手术后也属于某种程度的治愈。对大多数患者来说，目前的药物治疗和常规外科治疗无法完全治愈溃疡性结肠炎，多数患者在数月、数年内有复发。溃疡性结肠炎的病因十分复杂和模糊，涉及免疫、肠道微生物、遗传、环境等多因素的相互作用，因此很难从病因上找到彻底治愈的方法。溃疡性结肠炎患者往往会复发和需要进一步治疗。大约2/3的患者在诊断后的10年内至少出现一次复发，复发时间短的患者在数月甚至数周就会复发。复发的相关因素有诊断时年龄小于40岁、女性、有肠外表现等。几乎一半的患者在病程中需要溃疡性结肠炎相关的住院治疗，尤其是疾病范围更加广泛的患者。从严格意义上来说，全结直肠切除手术可以彻底消除溃疡性结肠炎的肠道症状，但是这会严重影响患者的生活质量，并且无法根除肠外症状。因此，全结直肠切除手术只在内科治疗无效和出现严重并发症时才考虑，并不适用于大部分溃疡性结肠炎患者。

溃疡性结肠炎虽然目前没有办法被完全治愈，但是可以通过治疗来缓解，患者也能像正常人一样生活。某国政要在 17 岁时就被确诊为溃疡性结肠炎，步入政坛后，又两度宣布因溃疡性结肠炎复发而辞去相应职务。可见即使享受很好的医疗条件，也很难预防复发和彻底治愈溃疡性结肠炎。但是溃疡性结肠炎也有疾病的缓解期，在接受治疗的情况下，溃疡性结肠炎的症状通常为间歇性加重和长期完全缓解相互交替。在溃疡性结肠炎的缓解期，患者可以过上相对正常的生活。不过也有少数患者持续存在慢性症状，不能达到完全缓解。与克罗恩病患者一样，溃疡性结肠炎患者一方面应该谨慎对待任何宣称能彻底治愈溃疡性结肠炎的疗法，将自身的预期目标从治愈疾病转变为更好地带病生活。另一方面，患者也应当关注自身的心理健康，寻求外界的支持，保持良好的心态，积极地维持自身的社会功能。减轻溃疡性结肠炎对生活的影响是最根本的治疗目标之一。

目前，对溃疡性结肠炎治疗方法的研究也在不断进展，这个进展甚至比克罗恩病的更快，但这些治疗方法从实验室到真正进入临床还将是一个漫长的过程，我们要有信心，期待更多、更好、性价比更高的药物进入临床。

（吕扬宝　沈骏）

🩺 问题5　都是炎症性肠病，克罗恩病和溃疡性结肠炎的区别在哪里？

克罗恩病是一种胃肠道慢性肉芽肿性疾病，溃疡性结肠炎是一种肠道慢性非特异性炎症。溃疡性结肠炎的炎症部位以结肠为主。克罗恩病和溃疡性结肠炎都属于炎症性肠病，两者在发病机制、临床表现上有相似之处，这也是它们治疗方式相似的原因，但是由于它们在一些方面还存在一定的区别，所以对于有些患者，它们在治疗上不一样，疾病的表现也有很多差别。

一、流行病学

从发病率上来说，我国溃疡性结肠炎的发病率高于克罗恩病。其中，溃疡性结肠炎的南北地区发病率接近；而克罗恩病的发病率南方地区高于北方地区，东部地区高于西部和北方地区。克罗恩病和溃疡性结肠炎都好发于青壮年，但是克罗恩病的发病平均年龄要小于溃疡性结肠炎。在我国，溃疡性结肠炎的发病高峰年龄为20～49岁，男女性别差异不明显；而克罗恩病的发病高峰年龄为18～35岁，男性的发病率略高于女性。

二、临床表现

溃疡性结肠炎的症状主要为黏液脓血便、里急后重感（下腹部不适，很想排便，然而又无法"一泻为快"）。腹痛、单纯性腹泻也是该疾病的常见表现，但是大部分患者在疾病活动期主要表现为黏液脓血便。克罗恩病患者虽也有腹泻，但无脓血，里急后重感不强，其主要表现为排便不规律或者腹痛，部分患者伴有发热，大部分患者有营养不良等全身症状。克罗恩病患者有可能出现腹部包块；溃疡性结肠炎患者没有肠道粘连，所以极少会扪及腹部包块。

克罗恩病患者的全身症状多于溃疡性结肠炎患者。全身症状包括发热、体重减轻、生长发育迟缓、食欲缺乏、疲乏、贫血等。炎症性肠病的临床表现并不局限于胃肠道。在肠外表现方面，克罗恩病患者多见关节炎；溃疡性结肠炎患者多见原发性硬化性胆管炎。在并发症方面，克罗恩病的常见并发症有肠腔狭窄（甚至肠梗阻）、瘘管形成、肛周脓肿等；溃疡性结肠炎的常见并发症有中毒性巨结肠、肠穿孔、下消化道大出血等。

三、内镜表现

溃疡性结肠炎的病变局限于直肠和结

肠,病变大多从直肠开始向上蔓延发展,乃至全结肠。根据上海交通大学医学院附属仁济医院的研究数据,直肠不受累的溃疡性结肠炎患者占比不超过 5%。相较之下,克罗恩病的病变则呈跳跃性分布,整个消化道都有可能受累,但最常见的病变部位是回肠末端(大肠小肠交界处)和邻近的右侧结肠。溃疡性结肠炎的内镜下表现主要为浅表弥漫性溃疡,黏膜粗糙呈颗粒状。克罗恩病的内镜下表现主要为肠腔狭窄、瘘管、阿弗他溃疡(肠道溃疡比较表浅)、纵行溃疡、卵石征等,在病变区域间的肠黏膜可完全正常。

四、病理表现

首先要说明,隐窝炎和隐窝脓肿不是溃疡性结肠炎的特征性改变,感染性肠炎以及克罗恩病也会有隐窝炎和隐窝脓肿。

溃疡性结肠炎的炎症局限于黏膜层和黏膜下层，而克罗恩病的炎症可达全层且有非干酪性肉芽肿形成和淋巴细胞聚集。同时，克罗恩病患者通过活检也未必能找到特征性的非干酪性肉芽肿，大量活检（比如活检超过 5 处，活检肠道组织超过 10 块）可以提高非干酪性肉芽肿的检出率，但是这在我国不太可能，需要考虑医疗费用和并发症的问题。

在黄种人中，血清学标志物抗酿酒酵母抗体（anti-saccharomyces cerevisiae antibody，ASCA）和外周型抗中性粒细胞胞质抗体（perinuclear anti-neutrophil cytoplasmic antibody，pANCA）不是克罗恩病和溃疡性结肠炎的相对特异性抗体，但是有一定的提示作用。

总之，克罗恩病和溃疡性结肠炎的上述区别给两种疾病的鉴别诊断带来了困难,但是治疗方面的影响不大。

（周雨茗　沈骏）

📷 问题 6　炎症性肠病（溃疡性结肠炎/克罗恩病）是不是吃出来的?

在被确诊为炎症性肠病（IBD）后,有些患者会觉得自己的病是"胡吃海喝"造成的,认为自己的病是吃出来的。然而事实上,炎症性肠病的发病机制至今仍未完全阐明,目前认为炎症性肠病是基因、环境、免疫、肠道微生物相互作用的结果。观察性研究显示,饮食方式与炎症性肠病的发生风险存在关联,举例来说可能是西方的饮食和生活方式,比如精加工食物和快餐可能与炎症性肠病的发病率增高相关,提示食物对炎症性肠病的发病有一定影响,但这并不意味炎症性肠病是吃出来的。

一些食物可能增加或降低炎症性肠病的患病风险。有研究发现，纤维的摄入可能降低炎症性肠病的发生风险。在富含纤维的食物中，水果与炎症性肠病的发生风险降低最为相关，蔬菜次之。但是炎症性肠病患者并不适合食用所有的水果，部分患者只适合食用某些水果，而对有些水果无法耐受。相比之下，谷物、麸质在饮食中的含量与疾病的发生风险不明确。某些脂类、红肉的摄入与炎症性肠病的风险呈正相关。总的来说，炎症性肠病的发生与碳水化合物以及蛋白质摄入之间的关系复杂。

微量营养素通过影响肠道屏障的维持、肠道免疫反应、肠道微生物组成，在炎症性肠病的发生发展中发挥重要作用。比如，锌作为肠道金属蛋白酶的重要辅助因子,与克罗恩病的发生呈负相关。维生素D在固有免疫和适应性免疫系统的发育及维持中发挥作用。高维生素D水平与克罗恩病患病风险的降低相关。另外,食品添加剂(如乳化剂)也有可能与炎症性肠病的发生相关。除当前的饮食方式外,生命早期的喂养方式对炎症性肠病的发生也有影响。母乳喂养对婴儿肠道菌群的建立有着重要的作用。肠道菌群中与过敏相关的菌群(比如艰难梭菌),在母乳喂养婴儿中的占比低于配方奶喂养的婴儿。多个研究结果表明,母乳喂养与炎症性肠病的发生呈负相关,且母乳喂养时间达 12 个月的效果最佳。食物对炎症性肠病发生的影响,一方面可能通过改变肠道微生物的状态来实现,另一方面可能作为抗原通过影响免疫系统来实现。

有部分炎症性肠病患者会出现食物不

耐受的现象。上海交通大学医学院附属仁济医院的数据表明，炎症性肠病患者易发生不耐受的往往是常见食物，如鸡蛋、米饭等。20％～65％的免疫性肠道疾病和消化不良患者的病因与食物过敏有关。对此，目前唯一有效的治疗方法是减少或避免食用过敏的食物，检测患者对何种食物过敏。医生可以根据检查结果，将不耐受食物分为禁食、替食、少食和安全食用四类，再制定有针对性的科学食谱，指导炎症性肠病患者调整日常饮食，并且有些食物仅仅需要少食。另外，在炎症性肠病治疗过程中，因药物使用或患者情况好转，耐受食物与不耐受食物之间可能出现转换，也就是原来可以耐受的食物可能转换成难以耐受的食物；反之，原来难以耐受的食物也可能转换成可以耐受的食物。因此，推荐多次复查，随时咨询医生调整日常饮食。

综上所述，饮食对炎症性肠病的发生有一定的影响，但并非单一的决定因素。因此，我们并不能说炎症性肠病是吃出来的。改变原先不健康的饮食方式，积极配合治疗，以良好的心态面对疾病，才是最重要的。

（周雨茗　沈骏）

问题 7　说克罗恩病和溃疡性结肠炎有遗传因素，可我的父母和亲属都没有，为什么我有？

克罗恩病和溃疡性结肠炎都属于炎症性肠病，炎症性肠病涉及遗传、环境、免疫、肠道微生物等因素复杂的相互作用，遗传因素只是其中一部分，只能增加炎症性肠病的患病概率。父母患有炎症性肠病，子女不一定患有炎症性肠病；父母没有患炎症性肠病,子女也可能患有炎症性肠病。

　　遗传因素在炎症性肠病的发生发展中确实起到了一定的作用。临床数据表明,克罗恩病患者的一级亲属的终身患病风险达到 5.2%,溃疡性结肠炎患者的一级亲属的终身患病风险达到 1.6%,均远高于一般人群。并且若父母双方同时患有炎症性肠病,则子女在 30 岁前患炎症性肠病的概率较高,一些研究认为可以达到 1/3。最有力的临床证据来自双胞胎研究。当双胞胎中有一人患炎症性肠病时,克罗恩病和溃疡性结肠炎的同病率分别为 50% 或 19%。研究发现,部分基因会增加炎症性肠病的患病风险。目前,研究已经确定了 200 多个与炎症性肠病发病相关的基因。它们主要与肠道免疫反应、维持肠道上皮屏障完整性、肠道损伤修复、防御微生物和抗菌活性等功能相关。其中一些基因仅与克罗恩病或溃疡性结肠炎两者之一相关，也有一部分基因与两者都相关。其中，单基因改变的影响比较轻微，患病可能是多个基因累积的共同作用导致的。也有少数重要单基因的改变导致极早发的炎症性肠病。从遗传角度来说，即使父母双方没有患炎症性肠病，子女也可能同时继承父母双方的易感基因，并且在遗传过程中也可能有新的基因突变。

但是，双胞胎也不一定同时患炎症性肠病，说明其发生也与其他因素相关。流行病学调查显示，城市化水平与炎症性肠病的发病率相关，这也能解释为什么我国炎症性肠病的发病率逐年上升。城市化带来的环境污染会提高炎症性肠病的发生风险。研究表明，PM 2.5等污染指标与炎症性肠病的发病率可能也有相关性。另外，不同的生活方式对克罗恩病或溃疡性结肠炎的发生有很大影响。具体来说，吸烟会增加克罗恩病的患病概率，但对溃疡性结肠炎有保护作用。低体力活动水平会（比如久坐）提高克罗恩病的患病概率，但是对溃疡性结肠炎没有影响。睡眠时间较短会增加溃疡性结肠炎的发生风险。摄入大量的膳食纤维或维生素 D 会降低克罗恩病的发生风险，而总脂肪或动物脂肪的大量摄入会增加克罗恩病的发生风险。饮食可能通过改变肠道微生物群的组成，诱发异常的肠道免疫反应。另外，生命早期的母乳喂养也会显著降低炎症性肠病的发生率，这可能也是通过调节婴儿的肠道菌群实现的。比较遗憾的是，调查显示目前我国 6 个月内纯母乳喂养率不足 30％。

　　总而言之，即使父母与亲属没有患炎症性肠病，患者与父母、亲属生活环境、生活方式和饮食方式不同等多种因素也有可能是导致炎症性肠病发生的外在原因。

（吕扬宝　沈骏）

问题8　儿童、青少年、成年人炎症性肠病有区别吗？

　　儿童、青少年与成年人炎症性肠病是有区别的。发病时间越早，基因在其中发挥的作用就越大；发病时间越晚，环境和菌群在其中发挥的作用就越大。

　　炎症性肠病可在任何年龄发病，但发病高峰在 $15\sim50$ 岁，当然不同地区的报道有所不同。根据蒙特利尔分级，炎症性肠病按照发病年龄可分为 A_1（<17 岁）和 A_2（$\geqslant18$ 岁）。随后在儿科巴黎修订版的蒙特利尔分级中，A_1 进一步被划分成 A_{1a}（<10 岁）和 A_{1b}（10 岁$\leqslant$年龄<17 岁）。与青

少年发病和成年发病的患者相比，10 岁以内发病的患者有不同的疾病表现形式。从临床表现来说，早期发病（<10 岁）和极早期发病（<6 岁）的炎症性肠病患者更多表现为全结肠炎，使得克罗恩病和溃疡性结肠炎的鉴别诊断更加困难，因而部分患者被诊断为炎症性肠病未定型。极早期发病的炎症性肠病患者更有可能是单基因炎症性肠病，特别是 2 岁以下发病的患者（婴儿炎症性肠病）。绝大多数炎症性肠病是多基因的结果，很少是单基因遗传病的结果。单基因炎症性肠病属于罕见病，在诊治上更为困难。若患者存在以下特征，则应怀疑为单基因炎症性肠病。

· 发病年龄小（年龄小于 6 岁，特别是小于 2 岁）。

· 有家族史，多个家庭成员患有炎症性肠病，特别是有血缘关系的家庭成员。

- 内镜和病理表现不典型。

- 传统治疗无效。

- 存在皮肤损伤、指甲营养不良或毛发异常。

- 反复感染或不明原因发热。

- 严重或极早发的肛周疾病。

- 噬血细胞性淋巴组织细胞增多症的症状或体征(肝大、发热、血细胞减少、高铁蛋白)。

- 淋巴器官异常(如淋巴结肿大、脾大)。

- 存在自身免疫性疾病。

- 当前或过去有癌症病史。

若识别出单基因炎症性肠病，则应根据不同基因突变的特点进行治疗，但通常没有较有针对性的治疗方法。儿童溃疡性结肠炎的临床症状可能较成年人溃疡性结肠炎严重，且腹痛的表现更常见。年长儿童克罗恩病和成年人克罗恩病的发病部位差别不大，大多在回肠末端。但是年幼儿童克罗恩病（年龄＜5岁）的结肠病变比例更高（包括只影响结肠和影响结肠及回肠），从而腹泻的临床表现更为明显。相比于成年人炎症性肠病，儿童、青少年炎症性肠病所导致的营养缺乏对患者的影响更大。营养缺乏会影响生长发育，从而导致生长迟缓、青春期推迟。这不仅对患者的生理有所影响，还会对患者的心理健康产生影响。因此，对炎症性肠病儿童、青少年患者的治疗管理，除常规的疾病治疗外，营养和心理治疗也是非常重要的方面。生长迟缓的患者可通过补充肠内营养（如增加能量摄入、使用口服营养补充剂等）的方式改善营养缺乏。对于可能有抑郁、焦虑或其他精神疾病的患者，及时进行筛查诊断，早期干预，从而改善患者及其家人的生活质量。

（周雨茗　沈骏）

问题 9　炎症性肠病患者能否吸烟？

炎症性肠病分为三类，分别是溃疡性结肠炎、克罗恩病与炎症性肠病未定型。其中炎症性肠病未定型与吸烟的关系不明确，但是溃疡性结肠炎和克罗恩病这两类疾病与吸烟的关系是不同的。

许多克罗恩病患者应该听医生说过要戒烟。为什么不能吸烟呢？为什么溃疡性结肠炎患者从来没听说要戒烟？同一类疾病为何有如此大的差别呢？

医生在 20 世纪就注意到了吸烟会加重克罗恩病，但是到目前仍然没有一个完美的解释。科学家通过观察和统计分析可以得出：吸烟与克罗恩病的患病风险增加有关，而吸烟对溃疡性结肠炎有保护作用。持续吸烟、戒烟和尼古丁替代（一种戒烟疗法）可能改变已确诊炎症性肠病患者的预后。

吸烟被证实与克罗恩病疾病加重有关。西班牙的一项研究统计了 3224 例克罗恩病患者，发现吸烟者更有可能患有更加显著的克罗恩病、肛周疾病和肠道狭窄。此外，吸烟也与克罗恩病患者肠穿孔或狭窄的进展有关。在对 33 项高质量队列研究的分析中，研究人员观察到，与不吸烟者相比，吸烟的克罗恩病患者复发率增加了 56%～85%，术后复发率增加了近 2 倍，手术需求增加了 54%～68%，二次手术率增加了 2 倍。吸烟与较高的克罗恩病激素使用和激素依赖有关。

溃疡性结肠炎与克罗恩病不同，吸烟

不会对已确诊的溃疡性结肠炎病情产生负面影响，并且对不良结果可能有潜在的保护作用。英国的研究人员对 6754 例溃疡性结肠炎患者进行了研究，发现吸烟者、戒烟者和从未吸烟者在溃疡性结肠炎疾病加重、激素依赖等方面没有显著性差异。科学家对 16 项研究进行分析发现，溃疡性结肠炎发作风险、需要行结肠切除术的患者比例没有显著性差异。更有甚者，2015 年一项对 20 项溃疡性结肠炎患者观察研究的荟萃分析得出，与不吸烟者相比，吸烟者需要切除结肠的风险较低。

虽然上述现象在医学上暂时没有完美的解释，但是医生和研究者们已经发现了一些可能有关的机制。首先，吸烟会对人体免疫系统造成不良的影响，从而诱发肠道感染，由于克罗恩病患者免疫系统本身就有异常，所以肠道感染会导致更严重的免疫反应，从而加重克罗恩病的病情。其次，吸烟与一些克罗恩病患者的基因缺陷共同作用加重炎症，比方说 *NOD2* 基因和 *ATG16L1* 基因。*NOD2* 基因掌管炎症的控制以及参与细胞的自噬，克罗恩病患者常见的 *NOD2* 基因缺陷导致炎症通路不受控制，而吸烟恰恰加重了这一过程，导致并发症的发生。同时，很多克罗恩病患者有 *ATG16L1* 的基因突变，*ATG16L1* 掌管的是细胞的自噬作用，细胞自噬对维持细胞正常功能有很重要的作用，这一突变导致肠道底部潘氏细胞功能丧失，继而引发肠道的感染和炎症。

　　总而言之，对于克罗恩病患者而言，戒烟是非常有必要的，可以降低并发症和手术的风险。而对于溃疡性结肠炎患者来说，虽然有些研究显示吸烟对疾病有保护作用，但是由于吸烟对全身其他器官有相当多的害处，因此也不鼓励无吸烟习惯的溃疡性结肠炎患者吸烟。

（杨尔鹏　沈骏）

问题 10　克罗恩病有哪些临床表现？

在我国，克罗恩病的发病率较溃疡性结肠炎低。克罗恩病的发病症状刚开始时不是很显著，症状通常多样，易与胃肠道功能不良混淆，病程漫长，反复发作。其症状的特点在于，从口腔到肛门，整个消化道各处均可出现炎症，且出现炎症的区域不连续，呈分段分布。同时，克罗恩病的炎症可以累及肠壁的外部，从而导致一系列并发症。

克罗恩病炎症出现比较多的部位是回肠末端和盲肠，也就是大小肠交界处，因此克罗恩病的典型表现为右下腹部或者脐周疼痛。腹痛的原因一部分是肠道中的粪便经过炎症区域，刺激肠道，导致肠道肌肉猛烈收缩，从而引发疼痛，当然也有肠道本身的蠕动异常。因此，腹痛往往在进餐后加重，在排便或者放屁后就能缓解。

腹泻也是克罗恩病的最常见症状之一，由于肠道发炎刺激，蠕动增快，同时由于炎症，肠道无法有效吸收粪便中的水分，从而导致腹泻。在疾病早期往往还是偶尔发作；但是到疾病后期，可转为持续性的腹泻。有些患者一天可能需要跑十几趟厕所，生活质量非常受影响。

由于炎症可能穿透全层肠壁，所以部分克罗恩病患者会出现更严重的症状。肠壁在长期炎症损伤下，会发生肠道狭窄、梗阻，引起剧烈腹痛、呕吐、腹胀、便秘的情况。而如果人体的修复机制不足以修复炎症的损伤，还会导致肠穿孔，肠道的细菌和液体跑到腹腔里，形成腹腔脓肿。部分急性发作的患者需要到医院急诊科紧急处理。部分患者的肠道被炎症穿了一个洞，但是洞周围被人体修复包绕，形成一个管道，这个管道不断延伸，形成了瘘管。瘘管随其出现的部位和走向，可以有各种各样的症状：如果瘘管连到另一段肠子，可能会引起腹泻加重或者吸收不良；如果瘘管连到膀胱、输尿管、阴道，可以导致有细菌的粪水流入这些器官，从而引发感染；如果瘘管连到腹壁和肛周皮肤，会导致粪便从这些位置流出，带来各种各样的生活问题。有的瘘管长在肛门周围，一旦瘘管堵塞，粪水就会残留在瘘管中，时间一长会感染发炎，从而形成脓肿。这个时候，患者就坐不住了，一坐下来就疼，有些患者还能在肛门周围摸到发热的肿块。因此，许多克罗恩病患者是因肛周脓肿来首诊的。

克罗恩病还有一些全身表现，比如发热，一般呈间歇性低热和中度热。也有长期拉稀引发的营养不良。此外，由于克罗恩病是自身免疫性疾病，免疫系统还可以攻击全身的其他脏器，所以可能引发杵状指、关节炎、结节性红斑、坏疽性脓皮病、口腔溃疡、虹膜睫状体炎、葡萄膜炎、小胆管周围炎等。

总而言之，克罗恩病是一种症状复杂、并发症繁多的疾病，需要到比较专业的综合性医院接受系统性诊疗和管理。

（杨尔鹏　沈骏）

问题 11　溃疡性结肠炎有哪些临床表现？

在我国，溃疡性结肠炎是炎症性肠病中较多见的一类疾病，发病率约为 3/10

万。溃疡性结肠炎的症状大多局限于大肠，炎症区域连续分布，且炎症仅局限于肠壁的黏膜及黏膜下层。

溃疡性结肠炎最常见的症状是腹泻伴黏液脓血便。大肠黏膜发炎会导致大肠黏膜对水的吸收下降，同时刺激肠道剧烈蠕动，粪便中水分得不到及时吸收，从而引发腹泻。而黏膜糜烂、溃疡，导致黏液分泌、流脓、出血，造成黏液脓血便。轻症患者每天排便 2～4 次，大便多为糊状，便血少；重症患者每天排便可以达到 10 次以上，大便呈稀水样，有大量便血，或者全部是血便。如果病变累及直肠（直通肛门的最后一段肠道），往往会导致排便相关的问题，炎症刺激直肠产生便意，但肠内却没有内容物，因此会出现反复想上厕所的情况。

腹痛也是溃疡性结肠炎的常见症状之一，由于炎症局限于大肠，所以往往引发左下腹痛。当粪便进入大肠时，刺激炎症区域，引起痉挛。此时，触摸腹部可以摸到痉挛的结肠。痉挛引起疼痛，伴随有便意，而便后因刺激解除，腹痛可以缓解。此外，溃疡性结肠炎还有一些非特异性的症状，比如低热、腹胀、食欲减退、恶心、呕吐等。

随着疾病的发展，还可能会出现一些并发症。其中，最凶险的并发症是中毒性巨结肠。其原因是炎症累及肠肌神经丛，结肠收不到神经的支配而无法蠕动、排便，大量肠内容物聚集，引起急性结肠扩张，有些患者结肠甚至可以扩张到 10 厘米以上。其临床表现为病情急剧恶化，毒血症明显，有脱水和电解质平衡紊乱，出现鼓肠、腹部压痛、肠鸣音消失，严重者会导致结肠穿孔及腹腔大面积感染。即使及时接受治疗，中毒性巨结肠患者也有 20% 的死亡率。此外，病程漫长的溃疡性结肠炎还会诱发直肠和结肠癌变，溃疡性结肠炎患病30年后有16.5％的患者发生结直肠癌。

由于溃疡性结肠炎是自身免疫性疾病，免疫系统还可以攻击全身的其他器官和组织，所以可能引发的疾病有外周关节炎、结节性红斑、坏疽性脓皮病、口腔溃疡、虹膜炎、前葡萄膜炎、小胆管周围炎、骶髂关节炎、强直性脊柱炎、原发性硬化性胆管炎等。其中值得注意的是，原发性硬化性胆管炎与溃疡性结肠炎关系密切，相当一部分的原发性硬化性胆管炎患者伴有溃疡性结肠炎，某些国家的研究发现这个比例甚至达到50％。同时，这种疾病又会不可逆地导致肝硬化，最终导致患者死亡。因此，非常有必要对溃疡性结肠炎共病进行及时筛查、干预。

（杨尔鹏　沈骏）

问题 12　克罗恩病需要做哪些检查？

　　对克罗恩病的检查包括生化检查、放射学检查、内镜检查、病理学检查。

　　生化检查的指标有血红蛋白、白细胞计数、白蛋白、红细胞沉降率、C反应蛋白，及排除感染、肿瘤以及是否有其他风湿免疫病的血液学检查，还有粪便、尿液检查。由于克罗恩病导致腹泻和吸收不良，所以大多数患者易出现营养不良、血红蛋白偏低的情况。白蛋白作为一种营养物质，常常也会下降。此外，由于炎症的关系，患者的白细胞计数会升高，红细胞沉降率、C反应蛋白等炎性指标也会偏高。需要注意的是，每个阶段的生化检查内容和频率不一样，在第一次诊断、鉴别诊断阶段，生化检查抽血量一般较多；后续的生化检查项目可能略少。需要树立正确的观念：这些验血不会影响身体并且是疾病治疗所必需的，并且对人体而言，抽血化验的血液在短期就能恢复。

　　克罗恩病的放射学检查有多种，包括小肠 CT、小肠磁共振、肛门周围的磁共振等，大多需要使用对比剂才能看清楚。在放射影像片子中，可以看到小肠许多炎性改变，例如黏膜皱襞粗乱、纵行溃疡或裂沟、假息肉、狭窄、瘘管等。也有一些影像学征象，如鹅卵石症、跳跃症、线样症等。但是部分患者由于多种原因（如体内有钢板、肾功能不全等）而需要咨询专业的放射科医师才能知道是否适合某种放射学检查。这里有两个注意点。①克罗恩病患者也会涉及多次做胸部 CT 或者骨科摄片。做胸部 CT 的原因是部分患者可能有隐藏的胸部疾病，如结核、肿瘤等，或者由于使用特殊药物（如激素、免疫抑制剂和生物制剂等）而可能产生肺部感染等其他疾病，并且由于评估和复查的需要，患者可能要反复做放射学检查。骨科放射学检查的原因是部分克罗恩病患者有骨关节改变或者骨质疏松。②克罗恩病患者的放射学检查（如小肠CT、小肠磁共振、肛门周围的磁共振等）结果需要专业放射科医生解读，有的医院放射科甚至只有部分以克罗恩病为专业的医生能够解读，专科医生（如消化内科医生）往往无法读片。

内镜检查中，结肠镜检查就是将一个装有摄像头的管子插入大肠中，可以直接观察肠内情况，被认为是许多肠道疾病最准确的检查方法。克罗恩病患者的肠镜检查可以见到节段性的病变，而病变部位与病变部位之间又是正常的。在病变部位，可以见到纵行溃疡、肠腔狭窄，或者黏膜增生、息肉。通过内镜取活检，可以见到非干酪坏死型肉芽肿或大量淋巴细胞聚集。但是结肠镜的缺陷在于，无法进入小肠进行检查，由于克罗恩病的病变累及全层、累及范围广，所以应当结合结肠镜和放射学检查结果进行综合评估。在结肠镜检查前，需要服用泻药。克罗恩病患者需要做胃镜检查的原因是克罗恩病也会累及食管、胃或者十二指肠，虽然比例不高。

为了更直观地观察小肠病变，需要做小肠镜检查。胶囊内镜是一种无创的检测手段，就是将摄像头放入胶囊中，并让患者吞下。但是，如果有小肠狭窄的情况，胶囊无法通过，就不能使用胶囊内镜了，此时只能用小肠镜进行直接观察。

总之，具体做哪些检查，还是要因人而异、因地制宜的，患者应当遵从医嘱，不必对检查有畏惧心理。

（杨尔鹏　沈骏）

🩺 问题 13　溃疡性结肠炎需要哪些检查？

溃疡性结肠炎的检查可以包括生化检查、结肠镜检查以及影像学检查等。

血液检查的指标有血红蛋白、白细胞计数、白蛋白、红细胞沉降率、C 反应蛋白，以及鉴别感染性炎症、肿瘤的检查等。由于溃疡性结肠炎导致腹泻和吸收不良，所以大多数患者易出现营养不良，可能出现血红蛋白轻度或中度偏低的情况。而重症或病情持续的患者，由于没有足够的营养合成蛋白质，所以会出现白蛋白水平降低。此外，由于炎症的关系，患者的白细胞计数会升高，红细胞沉降率、C 反应蛋白等炎性指标也会偏高。目前,钙卫蛋白等在溃疡性结肠炎评估中可能有一定的意义,但是往往不用于鉴别是溃疡性结肠炎还是感染引起的结肠炎、结肠肿瘤或其他免疫性疾病引起的结肠炎。此外,在诊断溃疡性结肠炎时会做较多的血液检查、粪便检查或者其他检查,这是因为溃疡性结肠炎的确诊需要排除感染性疾病、肿瘤、其他免疫因素引起的肠炎等多种疾病。因此,患者首次住院时的化验越完善,诊断越精准。有部分患者难以在短期内做出明确诊断,需要初步治疗2~3个月后再次入院复诊。

与克罗恩病一样,对溃疡性结肠炎患者需要注意在每个阶段的生化检查内容和频率都不一样,一般在第一次诊断、鉴别诊断阶段生化检查抽血量较多,后续的生化检查项目可能略少。需要树立正确的观念:这些验血不会影响身体并且是疾病治疗所必需的，并且，对于人体而言，抽血化验的血液在短期就能恢复。具体还是要听治疗医生的。

溃疡性结肠炎的一大临床症状是黏液脓血便，可以肉眼见到黏液脓血。患者的粪便在显微镜下可以看到红细胞和脓细胞。粪便检查还有助于鉴别一些类似的疾病，比如感染性结肠炎，如果粪便培养产生了细菌、真菌等病原体，我们就要怀疑患者的症状是不是由感染性疾病引起的。

为诊断溃疡性结肠炎，最具有诊断价值的是结肠镜检查。结肠镜检查就是将一个装有摄像头的管子插入大肠中，可以直接观察肠内情况，被认为是许多肠道疾病最准确的检查方法。溃疡性结肠炎的病变分布是连续的，从肛管向上一直连续到结肠，因此内镜下观察到的病变部位也是连续的、弥漫的。溃疡性结肠炎在内镜下可以见到肠黏膜的炎症（充血、水肿、出血、脓性分泌物），可以见到病变处多发的溃疡或者糜烂；病史较长的患者可以看到息肉及桥状黏膜。由于结肠镜检查具有直观且准确的特性，所以在临床中被大量用于诊断和评估病情。在结肠镜检查前一天，患者应服用泻药。需要强调的是，初诊时单纯通过结肠镜检查可能不能完全确诊疾病的情况，因为对溃疡性结肠炎的诊断需要较为慎重，一旦确诊需要治疗3～5年甚至终身，所以往往需要在2～3个月后复查结肠镜。如果确诊溃疡性结肠炎，则需要反复评估病情、筛查肿瘤。因此，一些医学中心推荐即使没有症状，也需要每年做结肠镜检查。

也可以对结肠做 CT 和磁共振检查，但是它们的敏感性和特异性要比结肠镜检查差一些，会有部分结肠镜下表现为典型的炎症，但是结肠 CT 或磁共振表现不典型的现象出现，因此需要结合结肠影像学检查（如 CT 或磁共振）以及肠镜检查来综合判断。由于有部分溃疡性结肠炎患者会有肛周问题，所以也会做肛周磁共振检查。溃疡性结肠炎患者做胸部 CT 检查的原因与克罗恩病患者类似。这些患者也会涉及多次做胸部 CT 或者骨科摄片。做胸部 CT 的原因是部分患者可能有隐藏的胸部疾病（如结核、肿瘤等），或者使用特殊药物（如激素、免疫抑制剂和生物制剂等）而可能发生肺部感染等其他疾病，并且由于评估和复查的需要，患者可能存在反复做放射学检查的情况。当然，溃疡性结肠炎患者骨科影像学检查的原因也与克罗恩病患者的原因类似，部分溃疡性结肠炎患者有骨关节改变或者骨质疏松。

总之，具体进行哪些检查，患者应当遵

从医嘱，专业医生会个体化确定检查需求和频率。

（杨尔鹏　沈骏）

问题 14　炎症性肠病有哪些并发症？

炎症性肠病是一类与免疫系统相关且病因尚未明确的肠道炎性疾病，包括溃疡性结肠炎、克罗恩病和炎症性肠病未定型。其中，前两者更为人们所熟知。炎症性肠病患者的主要症状有腹痛、腹泻、黏液脓血便等，同时可伴发关节炎、皮肤病、虹膜炎等肠外表现乃至发热等表现，较大程度地影响了患者的生活质量。

一、溃疡性结肠炎的并发症

溃疡性结肠炎可能出现的严重并发症

包括中毒性巨结肠和结直肠癌变。中毒性巨结肠较为罕见,多发生于重症的溃疡性结肠炎患者,据国外报道其在重症患者中的发生率约为 5%。在疾病发生过程中,结肠发生广泛而严重的病变,导致结肠蠕动消失,肠内容物与气体大量积聚,引起急性的结肠扩张,较严重部位在横结肠。该并发症可由低血钾、使用某些止痛药诱发。临床上,中毒性巨结肠起病急、发展快,患者病情可急剧恶化,表现为高热、心动过速、血压降低、嗜睡等,患者体内水和电解质平衡紊乱,严重者可出现明显的毒血症。检查可发现鼓肠、腹部压痛以及肠鸣音消失。血常规中白细胞计数显著升高。拍 X 线片或者 CT 可见结肠扩大,结肠袋形消失。中毒性巨结肠的预后不容乐观,甚至可能引起急性肠穿孔,其作为炎症性肠病潜在且致命的并发症,病死率高,必须及时手术。

结直肠癌变是溃疡性结肠炎患者的另一个严重的并发症。相较于正常人，溃疡性结肠炎患者发生结直肠癌变的风险和概率会更高，多见于广泛性结肠炎或幼年起病而病程漫长的患者。癌变常发生于肠黏膜下，易漏诊，因此，癌变监测显得尤为重要，包括筛查风险人群、定期组织结肠镜检查等，一般建议溃疡性结肠炎患者即使没有临床症状也要每年做结肠镜检查。

二、克罗恩病的并发症

在克罗恩病患者的并发症中，最常见的当属肠梗阻。克罗恩病肠梗阻在临床上多为一个长期、慢性的过程，临床表现以腹痛为主，可伴有腹部包块、脓肿或瘘管形成。患者进餐后，腹痛可加剧，同时伴有肠鸣音；排便后，可以得到一定程度的缓解。

但是对于首次诊断的患者，克罗恩病伴肠梗阻缺乏特异的临床表现，容易引起误诊，此时便需要通过影像学、内窥镜检查来辅助诊断。其次，脓肿也是炎症性肠病的并发症之一，在克罗恩病患者身上较为多见。脓肿发生于腹腔内感染部位，脓液积聚可导致组织坏死，往往需要通过导管或手术，引流排出脓液。全肠内营养是现阶段脓肿治疗的一个方法。采用这种方法时，部分患者需要放营养管，然后服用营养液 3 个月或者以上，不能进普通饮食。

克罗恩病会因透壁性炎症（炎症逐步深入肠壁每一层）穿透肠壁全层至肠外组织或器官形成瘘管，其可在疾病过程中某一时间出现，也常常作为克罗恩病与溃疡性结肠炎鉴别诊断的一大依据。瘘可分为内瘘和外瘘，均可能导致腹泻加重及营养不良。

急性穿孔或大量便血也是克罗恩病可能出现的并发症，并不多见，但出现时情况危急，需要紧急处理。此外，克罗恩病患者患病时间长亦可发生癌变。克罗恩病患者也会合并一些肠外并发症，例如胆盐的肠内吸收障碍引起的胆石症，或因脂肪吸收不良导致肠内草酸盐堆积而引发的尿路结石，更常见与营养相关的并发症，还包括脂肪肝。

现阶段的医疗水平尚未能彻底治愈炎症性肠病，对于出现炎症性肠病并发症的患者，我们可以为患者提供饮食调理和营养补充的一般治疗，配合药物对症治疗，在合适的指征下选择手术治疗。患者也需要树立战胜疾病的信心，同时严格遵循合理的治疗方案，以期获得较好的治疗效果。

（刘茜缘）

🔲 问题 15　炎症性肠病的肠外表现有哪些？

炎症性肠病的病变不单单累及肠道，还可以影响多个脏器和系统。炎症性肠病的肠外表现有三类，它们分别是：与炎症性肠病同时发作的疾病，与炎症性肠病关系密切但与本身疾病活动性无关的疾病，继发于肠道功能紊乱的病症。

一、与炎症性肠病同时发作的疾病

常见的并与炎症性肠病同时发作的肠外疾病可以涵盖几大系统。骨骼肌肉系统中有外周关节炎，而累及皮肤和黏膜的有结节性红斑、口腔溃疡，还有一小部分患者的炎症性肠病可以累及眼部，如表层巩膜炎、前葡萄膜炎、结膜炎、虹膜炎等。此外，呼吸系统也有许多疾病与炎症性肠病相关，例如支气管炎、支气管扩张、支气管狭窄、间质性肺炎等。

每个系统发生的疾病都有他们各自的特点，例如外周关节炎好发于大关节，且呈现游走性及一过性。炎症性肠病患者的结节性红斑一般没有溃疡形成，且预后较好。口腔溃疡的症状也会随着炎症性肠病情况的缓解而缓解。对于眼部的症状，应该及时转至眼科就诊。这些疾病的共同点是它们的病情一般与炎症性肠病的活动性相关，且呈平行发作关系。

二、与炎症性肠病关系密切但与本身疾病活动性无关的疾病

此类疾病中，最具代表性的有骶髂关节炎、强直性脊柱炎、坏疽性脓皮病以及原发性硬化性胆管炎等。对于骶髂关节炎，男性发病多于女性,且一般用磁共振检查确诊;但有时也可以无症状。坏疽性脓皮病的主要临床表现便是无菌性脓肿,可以发生于全身的多个部位,但是好发于下肢。原发性硬化性胆管炎好发于溃疡性结肠炎患者,可以用磁共振或者经内镜逆行胰胆管造影诊断,表现为不规则的肝内或肝外胆管狭窄。这些疾病与炎症性肠病的发生呈密切相关性,但是与炎症性肠病的病程相互独立,可以同时出现,但原发性硬化性胆管炎有时甚至可以在结肠切除 20 年后发生。因此,一旦出现上述疾病,建议患者同时做炎症性肠病的相关检查。

三、继发于肠道功能紊乱的病症

由于小肠长期吸收不良,身体多种矿物质和维生素会缺乏,而这又会导致一系列的并发症。例如,缺乏维生素 A,易导致角膜病变和夜盲症；缺乏维生素 B_{12}，可能导致贫血；缺乏游离钙还可以导致草酸盐吸收增加，形成高草酸盐尿，最终导致肾结石、肾积水等。克罗恩病患者还经常出现胆结石，而这是由回肠胆盐吸收障碍所致的。炎症性肠病患者还易患血栓性疾病，尤其是深静脉血栓和肺栓塞，这也是炎症性肠病患者重症的主要原因之一，可能由以上多种疾病共同作用导致。

总体而言，炎症性肠病并不只影响消化系统，它对多个脏器造成的影响和并发症都是不容忽视的。因此，不论是炎症性肠病患者，还是普通人，出现以上疾病都需要高度重视，应在专业医生的指导下做进一步检查。

（张芷萱）

📷 问题 16 为什么患病后身体快速消瘦、衰弱无力?

得了炎症性肠病,患者最常见的症状表现便是腹泻和腹痛,其次是体重减轻、发热、食欲缺乏、疲劳、贫血等,在青少年甚至可见生长发育迟缓。为什么患炎症性肠病后身体会快速消瘦、虚弱无力? 可以从以下四个角度分析。

一、肠道症状造成的消瘦和衰弱无力

炎症性肠病,无论是溃疡性结肠炎还是克罗恩病,在活动期都会对肠上皮细胞造成显著的影响,导致人体对营养物质的吸收出现问题。相比于溃疡性结肠炎,克罗恩病的炎症程度有时会更加剧烈,且还会全层穿透。但这并不绝对,比如重症急

性溃疡性结肠炎患者急性期黏液血便会使
患者在短期内消瘦和衰弱无力。因此，综
合疾病的发作特点和发作是否属于活动期
考虑。活动期、病变范围广的患者会迅速
出现体重减轻、衰弱无力的症状。

二、并发症造成的消瘦和衰弱无力

炎症性肠病本身会造成一系列并发
症，而这一系列并发症也会影响患者的身
体状况和生活质量。常见的并发症包括腹
腔脓肿、肠梗阻、肠腔狭窄和一系列的肛周
病变（肛周脓肿、肛周瘘管、肛裂等），严重
者甚至可以出现消化道大出血或肠穿孔。
肠梗阻患者会出现严重的食欲下降和腹
痛，肠腔狭窄患者也会有类似的症状。而
肛周病变会有直肠肛门疼痛、肛周分泌物
增多、便血及排便困难等症状。一系列症
状继发的消化不良、脱水和腹痛，一方面影

响患者的食欲,另一方面影响患者的排便质量、生活质量和心情。

三、药物治疗造成的消瘦和衰弱无力

炎症性肠病常用的药物有几大类,有些药物有一些副作用,这些副作用虽然不常见,但也是影响患者身体状况的一个原因。炎症性肠病在活动期主要有两种常用的治疗方案,即激素联合免疫抑制剂(硫唑嘌呤或氨甲蝶呤等)或直接给予生物制剂(单独使用或与免疫抑制剂联用)。而使用糖皮质激素会有骨质疏松的副作用,建议同时补充钙剂和维生素 D_3。硫唑嘌呤最常见的不良反应是骨髓抑制,可以导致白细胞计数降低,也有患者会发生肝功能异常,因此也会有衰弱无力的症状,用药期间需要复查血细胞和肝功能。有些人会对某些药物过敏,甚至在用药 1~2 周后出现迟发性过敏、机会性感染等副作用。许多药物的副作用可以造成症状，所以一定要坚持找相对固定的炎症性肠病医生就诊。

四、肠外表现造成的消瘦和衰弱无力

炎症性肠病的病情不单局限于肠道，还有许多肠外表现，包括各类型的关节疾病、皮肤黏膜疾病（口腔溃疡、结节性红斑等）、肝胆疾病、血栓栓塞性疾病等。关节的疾病可以导致活动受限，而肝胆疾病显然会影响患者对食物的吸收。因此，肠外表现也可以影响患者的身体情况，从而出现快速消瘦和衰弱无力的结果。

总而言之，炎症性肠病对人体造成的影响是多系统、多方面的。患者可以通过选择不同的药物尽量减少或者避免药物的副作用。患者需要遵循医嘱，有针对性地对这些症状进行定期复查，并且找相对固定的炎症性肠病医生保持较为固定的复诊频率。

（张芷萱）

📋 问题 17　为什么患病后会出现浑身关节痛或部分关节痛？

在患炎症性肠病后，患者可能也常常会感觉浑身关节痛或者部分关节痛？有时，患者很难理解，为什么肠道不好会累及关节？下面让我们一起来了解一下关节痛的相关知识。

首先，我们知道，炎症性肠病以反复发作和缓解为特点，它的首发症状包括肠内表现及肠外表现，而肠外表现几乎可累及全身各大系统。

其中，关节痛是炎症性肠病最常见的肠外表现之一。无论是溃疡性结肠炎患者还是克罗恩病患者,骨关节病变在肠外表现中均占首位,发生率分别为 8.0% 和 11.7%。

这种关节痛可出现于全身各个部位的关节,大到四肢的大关节,小到手脚部位的小关节,都有可能出现疼痛,但不会出现关节畸形。同时,关节痛还可以从一个关节转移到另一个关节,具有"游走性",所以可能有时踝关节的疼痛慢慢好转了,下次复发时髋关节又痛了起来,从而让我们感到一直浑身关节痛或者部分关节痛,十分困扰。这种关节痛一般与关节炎不同,关节炎随着时间的推移会造成关节损伤,而伴随炎症性肠病的关节痛则关节损伤不显著。

因为关节痛是与炎症性肠病相似的病因在骨关节和肠道的共同表达,所以与炎症性肠病一样,关节痛的发生原因目前还不是非常明确。这些原因大致包括遗传因素、免疫因素等,最终使肠道通透性增加,分泌许多炎症因子，导致肠道和滑膜炎症。

有一种说法是，肠道炎症会使肠壁变得脆弱，肠壁原先的基本屏障功能受到损害，成为穿透大量微生物以及内、外源性抗原的大门。炎症会激活很多免疫细胞，如肠道淋巴细胞和巨噬细胞等，而这些细胞能释放出多种细胞因子和血管活性物质，这些物质顺着血管和淋巴管走，从肠道迁移到关节处，就会导致关节发生病变。由此也可以解释，为什么炎症性肠病越严重，关节痛的表现也会加剧：这是因为到达关节的这些细胞因子和血管活性物质也更多了。而在遗传因素方面，有研究显示，HLA-B27 基因很可能是炎症性肠病伴骨关节病变的遗传易感基因。

值得注意的是，使用激素也可能会损伤关节。因为激素可能会使供应骨中心的营养血管坏死，从而引起关节处的骨头疼痛,当然也有些是骨质疏松导致的。

　　当遇到关节痛的表现时,不用过分惊慌。很多治疗肠道炎症的药物也可以减弱关节痛的程度,比如氨甲蝶呤、生物制剂(如英夫利西单抗、阿达木单抗、乌司奴单抗 ustekinumab,UST)等可在控制肠道炎症的同时,缓解关节疼痛。除此之外,一些中医疗法,比如局部推拿、针灸理疗,对缓解关节疼痛也有一定的帮助。随着我们对炎症性肠病的发病和治疗的了解深入,相信将来对关节痛也会有更好的缓解方法。

　　　　　　　　　　　　　　（单恬恬）

　📷 **问题 18　确诊炎症性肠病为什么要住院那么长时间,抽血那么多?**

　　我们首先要知道,炎症性肠病是一种

病因未明的慢性复发性肠道炎症性疾病，病情易迁延进展。它的诊断缺乏一个唯一的标准，需要通过临床症状、实验室检查、内镜和影像学检查，以及病理组织学等多个方面进行综合判断。不仅如此，炎症性肠病还需要与其他多种疾病进行鉴别诊断，排除感染性和其他非感染性肠炎的可能。

因此，如果患者为初次就诊，医生为了确认是否为炎症性肠病，需要在详细问诊的基础上，做很多检查，比如血常规、尿常规、粪常规、胃肠镜检查等。这些基本的常规实验室检查项目数量就已经较多了，可能需要分好多天完成。同时，其中有部分检查需要进行多次，以确保排除其他可能的疾病。举例来说，为了积极排除肠道感染的可能，权威性的《炎症性肠病诊断与治疗的共识意见（2018 年·北京）》就强调粪便常规检查和培养应不少于 3 次。

做完常规实验室检查之后，为了进一步鉴别诊断，我们还需要做更深入的检查。此时，典型的内镜和影像学检查是诊断的关键手段。对于溃疡性结肠炎的诊断而言，结肠镜检查并黏膜活组织活检是很重要的，它可以对患者的整个结肠及末端回肠进行检查。而对于克罗恩病的诊断来说，因为症状更复杂，诊断所需做的检查也会更多一些，包括肠镜、小肠 CT、小肠磁共振和胃镜检查等，这些主要是因为克罗恩病可能全消化道会有表现，甚至消化道以外的器官也会有表现。

在完成这一系列检查之后，即使检查的结果均符合诊断标准，医生也只能将基于结果的判断作为临床拟诊。而要真正达到临床确诊，还需要进行病理组织学检查。然而，有时哪怕有病理标本，医生也不一定能下明确的诊断，因为正如前文所述，炎症性肠病的诊断缺乏单一标准。在某些情况下，炎症性肠病确实很难与肠结核、肠道淋巴瘤等相区别。同时，需要鉴别的这些疾病在我国的发病率可能比炎症性肠病要高，也更是增加了鉴别诊断的难度。如果遇到鉴别诊断十分困难的情况，可能需要等待一段时间，比如2～6个月再复查相关检查，才能做出后续的判断。

炎症性肠病的确诊难度大，需要医生慎之又慎。从医生的角度来说，如果患者确诊炎症性肠病，则一方面往往要终身治疗，另一方面需要用到大量的医疗费用，对患者来说也是非常大的负担，因此确诊往往需要比较谨慎。但是随着科技的不断进步，相信为了确诊所需住院的时长在未来会进一步缩短。我国一项多中心前瞻性研究结果显示，克罗恩病患者的平均诊断时长已由以前的 79.4 个月缩短至 2010 年时的 39.4 个月；而到 2015 年，这个时长约为 3.1 个月。

（单恬恬）

问题 19　什么叫炎症性肠病未定型，会不会最后变成不是炎症性肠病，或者变成克罗恩病或者溃疡性结肠炎？

通过临床、内镜、组织学、放射学检查，大多数炎症性肠病患者会被诊断为克罗恩病或者溃疡性结肠炎。但是，有 5% ～ 23% 的患者会被诊断为炎症性肠病未定型，这个占比在不同国家、不同地区都不一样，上海交通大学医学院附属仁济医院的数据显示该占比不超过 5%。炎症性肠病未定型，指的是在肠镜学分型中，不能确定为克罗恩病或溃疡性结肠炎的炎症性肠病类型。它与克罗恩病、溃疡性结肠炎一样，是炎症性肠病的一种分型。尽管大多数炎症性肠病未定型患者最终会被诊断为克罗恩病或者溃疡性结肠炎，但是也有20%～60%的患者在被诊断后的5～10年始终在炎症性肠病未定型的分类中，这也就意味着炎症性肠病未定型与克罗恩病和溃疡性结肠炎一样，是一种单独的炎症性肠病类型。

在症状上，炎症性肠病未定型与溃疡性结肠炎更为相似，相比于以腹痛、腹泻为主要症状的克罗恩病，其更多见血便和腹痛。炎症性肠病未定型的好发部位则更多是全结肠或者左结肠累及。男性患者与女性患者数量比约为1.42∶1，儿童的患病率高于成年人。

对于炎症性肠病未定型的诊断，有如

下几种方式。①病理组织学：在诊断炎症性肠病未定型时，首先需要排除其他可能导致结肠炎的因素，比如感染或者其他免疫疾病，甚至血液系统肿瘤。②血清学检查：注意86％炎症性肠病未定型患者的p-ANCA和ASCA为阴性。③内镜以及影像学：结直肠镜、胃十二指肠镜、肠道CT或者磁共振是较为常用的检查手段，但是这些需要由以炎症性肠病为专业的医生来诊断，就算是消化科医生也很难准确读取放射科的片子，同样，放射科医生也很难读懂消化科的内镜报告。

那么炎症性肠病未定型的病程是什么样的呢？会不会最后变成不是炎症性肠病，或者变成克罗恩病或者溃疡性结肠炎？50％～72％的成年和64％的儿童炎症性肠病未定型患者可以在随后的病程时间里被重新划分为溃疡性结肠炎或克罗恩病。

此前几项不同的研究显示，分别有 50% 和 72.5% 的炎症性肠病未定型患者被重新划分为克罗恩病或溃疡性结肠炎，有些患者随访 8 年后才确诊为克罗恩病或溃疡性结肠炎。一项随访了 12 年的研究显示，30% 的患者仍为炎症性肠病未定型的诊断。

（王子辰　沈骏）

问题 20　不腹泻/不腹痛/大便没血，但是被诊断为克罗恩病，为什么？

临床上有一部分患者没有腹泻、腹痛、便血等常见的克罗恩病症状，但是却被医生诊断为克罗恩病，我们称这种情况为隐匿性克罗恩病（silent Crohn's disease）。这些患者往往没有感觉到异常，但是炎症是确实客观存在的：在实验室检查之后往往往会提示 C 反应蛋白或者血沉指标相较于参考值有所升高；或者定期或者随机肠镜检查时，发现有活动期的炎症性肠病。

隐匿性克罗恩病的病因不明。可能的原因有以下几个方面。①患者本身忽视了自己的症状，在症状轻微的背景下，不想让症状影响自己的生活或不想麻烦别人，不去做肠镜检查或者进一步检查。②在某些炎症性肠病的进展过程中，炎症的发生和并发症的出现都是缓慢的，而不是急性的，易使患者忽视克罗恩病的发生，部分症状类似于胃肠功能紊乱。③药物因素，如止痛药、止泻药和成瘾性药物都能减弱克罗恩病的症状，使患者无法察觉。④基因作用，有一项研究显示，一些表达 SCN10A 突变的炎症性肠病患者症状比较轻微。

针对隐匿性克罗恩病，有许多生化指标可以提示克罗恩病炎症的发生，不同的生化指标也有不同的灵敏度。当 C 反应蛋白出现改变时，常常意味着黏膜层产生了炎症。但是当有其他系统感染时，C 反应蛋白也可能升高。在影像学上，CT 和胃肠道磁共振（MRI）常被用于识别炎症性肠病的活动性。CT 常常被用来评估炎症发生的程度，而胃肠道 MRI 相较于 CT 则是一种较为新颖的影像学检查手段。对于那些不能耐受胃肠镜检查或病变部位在胃肠镜无法达到的肠段部分的患者，胃肠道 MRI 可以很灵敏地检测出炎症发生的部位。

单纯依靠症状较难判断隐匿性克罗恩病。大约有 1/4 的活动期克罗恩病患者可以没有症状，而这些没有症状的克罗恩病患者如果长时间没有被鉴别和治疗，那么可能会发生许多并发症。研究表明，隐匿性克罗恩病与活动期的克罗恩病一样，也会发生营养不良、贫血、骨质疏松、静脉血栓或者其他器官的并发症。对于隐匿性克罗恩病，被识别出来的关键在于寻找一些指标或者检查用于评估炎症的发生。目前，肠镜检查还是诊断克罗恩病的重要方式，肠镜检查在部分国家或地区是体检内容，因此建议有胃肠道症状的人进行肠镜检查。此外，一项研究表明，在351例无症状克罗恩病患者中，C反应蛋白升高患者的住院率为33.3%，C反应蛋白升高与住院风险有关。其研究结论认为，C反应蛋白升高的无症状克罗恩病患者2年内因并发症住院的风险比C反应蛋白正常的无症状克罗恩患者要高2倍，所以针对隐匿性克罗恩病患者需要密切监测C反应蛋白的值。

（王子辰　沈骏）

问题 21 以肛瘘/肛周脓肿就诊，怎么就变成克罗恩病了？

克罗恩病是炎症性肠病中的一种，这种慢性炎症通常累及小肠、大肠或两者均受累，并可影响消化道的任何部位。典型症状包括慢性腹泻（有时为血性）、痉挛性腹痛、发热、食欲下降以及体重下降，很大程度上会影响患者的生活质量。克罗恩病患者往往会前往消化内科就诊，但临床上有一部分患者会因为肛瘘或肛周脓肿而到肛肠外科就诊，最终却被诊断为克罗恩病，其原因究竟是什么呢？

首先来了解一下什么是肛瘘和肛周脓肿。肛瘘是发生在肛门直肠周围的脓肿溃破或切口引流的后遗病变。正常人体的排泄物通过直肠从肛门排出体外，而肛瘘就相当于一根管道连接着直肠和肛门以外的皮肤，粪便也可通过此处"漏"出体外。而肛周脓肿是发生于肛门、肛管和直肠周围的急性化脓感染性疾病，属于细菌感染。其主要症状是逐渐加重的剧烈疼痛，在脓肿溃破后也可能导致肛瘘的形成。

而肛瘘和肛周脓肿统称为肛周病变，实际上是克罗恩病的一大并发症。成年克罗恩病患者的肛周病变发生率为25％～80％，儿童青少年为 13％～62％。克罗恩病肛瘘可能起源于肛腺感染，肛裂或者溃疡穿透直肠或肛管，瘘管阻塞等。与小肠病变相比，克罗恩病肛周病变与结肠有溃疡更为相关。据统计，克罗恩病肛瘘的发生率在结肠病变无直肠受累者中为41％，在结直肠均有病变者中高达 92％。

以肛周病变为首发临床表现的克罗恩病诊断可能较为困难甚至易被忽略，主要是因为一部分患者有肛周病变，但肠道症状不明显。但克罗恩病的肛瘘与普通肛瘘相比还是有所不同的，临床上可以靠一些特征加以鉴别。克罗恩病肛周病变发展较慢，常以多个外口为主，经常伴有皮赘（软纤维瘤）和非中线肛裂，最明显的是经常伴有胃肠道症状。而普通肛瘘以单个外口为主，极少伴有皮赘、非中线肛裂和胃肠道症状。但上述方法并不能作为诊断依据，诊断的金标准还是结合小肠镜、结肠镜以及其他诊断标准进行确诊。

　　克罗恩病肛周病变确诊后，常常需要联合药物与手术治疗。药物治疗包括坐浴、局部用药、抗生素、免疫调节剂和生物制剂。炎症性肠病传统药物 5-氨基水杨酸和糖皮质激素可用于减轻肠道炎症，但对克罗恩病肛瘘的闭合作用不大。大多数情况下，甲硝唑单药治疗对克罗恩病肛瘘有少量的治疗作用,也可联合使用环丙沙星。生物制剂(包括英夫利西单抗)对肛瘘有一定的治疗作用,但是具体的药物是否有效因人而异。简单、表浅肛瘘经瘘管切开以及生物制剂治疗后有希望缓解。对于肛周脓肿和复杂性肛瘘的克罗恩病患者,还需要联合外科治疗。肛周脓肿一般需要切开引流。复杂性肛瘘完全根治几乎不可能,治疗的目的是减轻症状,一般采用挂线引流术来保护括约肌功能以防大便失禁。对于外科干预的患者在切开术后还应做好术后护理和定期随访,可以采取肛门坐浴的方法来避免感染,另外也建议积极药物治疗。

肛周脓肿和肛瘘的治疗是否成功在很大程度上取决于直肠情况。如果直肠没有炎症或克罗恩病活动减轻,则治愈机会较高。如果直肠内病变严重,则应及时行直肠切除术和永久性结肠或小肠造口,以解除患者痛苦，提高其生活质量。

（竺铭杰）

问题 22　治疗炎症性肠病的药物有哪些？如何监测？

炎症性肠病是一种胃肠道非特异性炎症疾病，分为克罗恩病和溃疡性结肠炎两种。其主要症状有腹痛、腹泻、黏液血便和里急后重感，严重的还会有肠梗阻和肠穿孔的风险，甚至有发生癌变的风险，严重影响患者的生活质量。因此，药物治疗和监测十分重要。尽管治疗药物监测（therapeutic drug monitoring，TDM）在国内外还有一定争议，并且有一定的难度，但是在我国一些有条件的单位，治疗药物监测已经可以常规开展并获得了较好的效果。

　　治疗炎症性肠病的药物主要有传统药物、生物制剂和新型小分子药物。

　　传统药物有 5-氨基水杨酸、糖皮质激素和传统小分子免疫抑制剂。这些药物虽然能够改善症状，但不能终止黏膜下潜在的疾病进展。并且这些药物也会导致一些不良反应，如 5-氨基水杨酸导致的胰腺炎、心脏毒性、肝肾毒性；糖皮质激素导致的骨质疏松、糖尿病；免疫抑制剂导致的血细胞减少、淋巴瘤等。整体上，5-氨基水杨酸较为安全，大部分剂型孕妇也可以使用。

　　与传统药物相比，生物制剂和小分子药物能够控制肠道炎症病变，达到内镜下黏膜愈合的治疗目标，其疗效近年来被越来越多的临床数据和试验所证实。肠道内的炎症反应实际上是由人体内异常的免疫应答所导致的，而生物制剂正是通过产生参与免疫应答细胞因子的单克隆抗体来抑制过度的免疫反应。针对免疫应答通路上的不同靶点设计出了不同的生物制剂，主要靶点有肿瘤坏死因子-α（tumor necrosis factor，TNF-α）、白细胞介素（interleukin，IL）-12、IL-23 和整合素等。其不良反应主要有过敏反应、感染、自身免疫反应等，在儿童、老年人、妊娠期妇女等特殊人群的临床疗效和安全性还需要更为严谨的观察。

新型小分子药物因为相对分子质量小，所以能轻易地透过细胞膜，并且不会诱导患者产生抗药物抗体而使后续治疗失应答。但因其半衰期短，所以需要每天口服 1～2 次，可能影响患者依从性，并且可能诱发临床药物间的相互作用及产生药物毒性，还需要进一步的临床试验和数据验证。其靶点主要有 Janus 激酶（Janus kinase，JAK）、鞘氨醇-1-磷酸（sphingosine-1-phosphate，S1P）和磷酸二酯酶 4

（phosphodiesterase-4,PDE4）。

在药物治疗过程中,为了提高疗效和减少不良反应,需要进行治疗药物监测,最大限度地优化药物使用。在我国,多种生物制剂已经被批准用于治疗炎症性肠病。中国现有的炎症性肠病治疗药物监测专家共识意见对抗 TNF-α 制剂和硫唑嘌呤的治疗药物监测提供了指导。

在抗 TNF-α 制剂的治疗药物监测中,对治疗药物监测的时机、如何根据治疗药物监测结果调整治疗决策以及药物谷浓度和抗药抗体效价监测提出了明确的标准。总体上是在经过规范治疗后,通过观察患者炎症性肠病处于活动期还是缓解期,并根据监测到的药物谷浓度和抗药抗体效价来调整药物。但是具体的药物浓度建议还是需要咨询患者自己长期就诊的医生。

硫唑嘌呤是传统小分子免疫抑制剂。

在硫唑嘌呤的治疗药物监测中对不良反应相关指标、疗效监测、合适浓度和监测后的治疗调整都做了明确的定义。不良反应的预测指标有对 TPMT 和 NUDT15 基因型的检测，我国部分中心也常规做这些监测。在药物剂量稳定后 1 个月，可以通过监测硫嘌呤代谢产物 6-硫鸟苷酸（6-TGN）来确定最合适的药物浓度。

随着医疗技术的进步，炎症性肠病的治疗目标和观念也在改变。以往只要求做到症状控制，解决患者腹痛、腹泻等问题，但肠道依然处于受损的状态，消化吸收的功能仍然受到影响。随着新药的问世和对用药监测工作的开展，能够做到对受损组织的修复和胃肠道功能的保护，大大改善患者的预后和生活质量。

（竺铭杰）

问题 23 什么情况下需要使用生物制剂？

现阶段，炎症性肠病的病因和发病机制尚未完全明晰，临床上还无法完全治愈炎症性肠病，但已有治疗方法可有效针对免疫系统，减轻炎症反应。除传统的治疗药物（激素、氨基水杨酸和免疫抑制剂）外，越来越多的生物制剂相继被批准上市，给炎症性肠病患者尤其是中重度炎症性肠病患者带来了新的机遇和选择。

目前，国内已获批上市的针对炎症性肠病的生物制剂有英夫利西单抗（即常说的类克）、阿达木单抗（adalimumab，ADA）（进口的商品名叫修美乐，国产的有格乐力、安健宁等）、乌司奴单抗以及维得利珠单抗（vedolizumab，VDZ）（也有称维多珠)。相较于传统治疗,生物制剂更具有特异性,在减少全身副作用的同时又能够实现更好的疗效,但其对经济的要求也有所提高,那么炎症性肠病患者在什么情况下需要选择生物制剂呢?

我们先来了解一下当前可用的生物制剂有哪些。英夫利西单抗是应用最早、使用最广泛且临床使用经验较丰富的一种生物制剂,其对克罗恩病和溃疡性结肠炎患者均有一定疗效,目前已被列入医保范围,但每次治疗都需要患者自行前往医院接受注射,在维持治疗阶段每8周或者更短时间需静脉注射1次。阿达木单抗是全人源化的单克隆抗体,使用相对方便,可自行在家注射。但随着临床用药经验的增加,上述抗肿瘤坏死因子药物因其作用机制导致有感染的风险,并且治疗失应答率随治疗时间的推移而增加,新型生物制剂脱颖而出。

在炎症性肠病治疗药物中，维得利珠单抗作为目前首个及唯一的一种在国内上市的具有肠道高选择性的新型生物制剂，对病变局限于肠道的中重度炎症性肠病患者具有更好的临床治疗效果，且诱发机会性感染的风险较低。它的作用机制导致药物起效相对缓慢，需要 2 周时间才能看到症状改善。此外，维得利珠单抗的安全性也处于新型生物制剂"安全金字塔"的顶层。临床研究发现，采用维得利珠单抗治疗的患者发生恶性肿瘤、梭状芽孢杆菌感染、脓毒血症、肺结核等严重感染的占比很低。

乌司奴单抗则在治疗伴有肠外及全身表现活动期的中重度克罗恩病患者时有较为明显的优势。该药物起效快、安全性高，用于病情严重或起病较急的患者，能够对体内"敌军"实现"精准打击"，快速控制病情，再逐渐过渡到传统药物常规治疗中。此外，乌司奴单抗也可作为其他新型生物制剂（如维得利珠单抗）治疗效果不佳时的转换治疗药物。乌司奴单抗的输注方式为首剂静脉注射，之后改为皮下注射，有利于增加患者长期用药的依从性。

面对特殊人群，妊娠期和围产期患者使用上述生物制剂均属于 B 级低风险，但仍需在医生指导下维持用药和及时停药。哺乳期患者、老年人及儿童也可以根据情况选择相对安全的生物制剂；而对于肿瘤患者，需要经过严格的肿瘤评估及风险评估后再考虑使用。

尽管生物制剂有一定的副作用，但整体而言安全性较高，具有疗效好、不良反应发生率低等优势。临床研究发现，新型生物制剂乌司奴单抗和维得利珠单抗的治疗使得患者发生与肿瘤、结核、肝炎、过敏反应相关的副作用少很多。生物制剂因作用于特定靶点、具有不同抗炎机制而能够有效降低炎症性肠病患者的住院率及手术率，在传统药物治疗失败时仍可选择生物制剂进行治疗。

随着炎症性肠病的基础及临床研究不断深入，从初期的氨基水杨酸、激素、免疫抑制剂等传统药物选择，到联合用药、个体化治疗，乃至近年来生物制剂上市并得到广泛使用，炎症性肠病药物治疗领域仍在不断实现新的突破。炎症性肠病的治疗目标从"临床缓解"逐渐向"黏膜缓解""透壁愈合""组织学愈合"转变。近期有学者提出将"改变疾病进程"作为炎症性肠病的治疗目标。在综合治疗策略的引领下，新型生物制剂仅是炎症性肠病药物治疗的一部分。随着临床研究的持续开展，新型药物的应用日趋成熟，临床经验不断增加，未来国内药物价格更加惠及百姓，相信炎症性肠病患者选择治疗方案的自由度也将越来越高。

（刘茜缘）

📷 问题 24 激素能长期使用吗？

炎症性肠病经常累及回肠、直肠、结肠，是一种特发性肠道炎症性疾病，包括溃疡性结肠炎和克罗恩病。其临床表现有腹泻、腹痛、血便等。溃疡性结肠炎是结肠黏膜层和黏膜下层连续性炎症，疾病通常先累及直肠，逐渐向全结肠蔓延；克罗恩病可累及全消化道，为非连续性全层炎症，最常累及部位为末端回肠、结肠和肛周。

炎症性肠病的常规治疗分为药物治疗

和手术治疗。药物治疗包括：①氨基水杨酸制剂：对控制轻、中型患者活动性有一定疗效，主要适用于病变局限在结肠者。②糖皮质激素：控制病情活动药物，适用于疾病活动期。活动性强的可加用免疫抑制剂和（或）生物制剂。③免疫抑制剂：对糖皮质激素治疗效果不佳的或糖皮质激素依赖的慢性活动期患者，加用免疫抑制剂可减少糖皮质激素的用量甚至停用。④生物制剂：对上述药物无效、不能耐受或者重症患者，在排除禁忌证后可使用生物制剂治疗（如英夫利西单抗）。当发生完全性肠梗阻，难治性瘘管与脓肿形成，急性穿孔或不能控制的大量出血时，需要手术治疗。

尽管糖皮质激素在病情急性活动期的治疗效果很好，但是不能长期使用，激素的使用仅适合于疾病发作期。长期使用激素除会产生激素依赖外，还会使身体各个器官出现药物副作用。首先，激素可能会影响碳水化合物和脂肪的代谢。有些患者在使用激素之后，可能更易出现脂肪堆积、体重增加的情况。特别是激素会影响脂肪的分布，有些患者会出现满月脸和水牛背的激素不良反应。其次，激素对胃肠道有一定的损伤，如果长期使用激素，患者易发生胃、十二指肠或者其他消化道部位溃疡。激素对骨骼系统也有一定的影响，长期使用激素，特别是长期大剂量使用激素会使患者骨质流失，患者更易发生骨质疏松，严重的还可能会出现股骨头坏死的情况。因此，在使用激素之前，炎症性肠病医生会常规对患者进行骨密度检测，甄别患者有无骨质疏松。除此之外，由于激素是一种免疫抑制类药物，对免疫系统有抑制功能，所以患者比正常人更易发生感染。另外，糖皮质激素对患者的血压也有一定的影响，有些患者用药之后易出现血压升高的情况。还有的患者在使用激素后可能出现血糖升高的情况，甚至导致继发糖尿病。因此，我们建议患者在疾病急性期可使用激素，在症状控制住之后，及时回门诊随访，向自己的炎症性肠病医生反映病情变化，及时调整治疗方案，逐渐将激素的使用量减小至停止，平稳过渡到下一阶段治疗。

（陈　叶）

问题 25　生物制剂需要长期使用吗？

目前，治疗炎症性肠病的药物主要有氨基水杨酸、糖皮质激素、免疫抑制剂、生物制剂和其他辅助药物。药物治疗的主要作用机制是控制肠道炎症。使用药物治疗炎症性肠病的主要目标是促进肠道黏膜的愈合，减轻临床症状（诱导缓解），防止并发症产生，防止疾病复发（维持缓解），改善患者生活质量。

生物制剂能有效诱导缓解，并能维持疾病的缓解状态，目前包括英夫利西单抗、阿达木单抗、维得利珠单抗、乌司奴单抗等。以英夫利西单抗（IFX）为例，对英夫利西单抗初始应答的患者，每年失应答的风险为 12%～15%。其联用免疫抑制剂（如硫唑嘌呤）能延缓患者发生失应答的时间，但是不良反应的发生率也会增加。41% 的患者在英夫利西单抗失应答后接受了英夫利西单抗剂量调整治疗。第一次增加治疗剂量后，56% 患者重新达到缓解，40% 患者有部分应答。另有研究表明，炎症性肠病患者在临床症状得到缓解后停止用药的 6～25 个月里，复发率为 38%～49%，即使英夫利西单抗缓解至少12个月的患者,停药后疾病复发风险仍然逐年增高,但这些复发的患者重新使用生物制剂治疗,有效率仍达到49%;对于停药后复发的患者而言,再次使用生物制剂是有效且安全的。炎症性肠病患者长期使用生物制剂是有效的,但随着时间的推移会有少数患者失应答。升级药物用量及联用免疫抑制剂可改善失应答情况。目前认为,生物制剂诱导缓解,临床症状消失后停药,几乎所有患者会复发,因此长期坚持应用生物制剂或者其他药物(如免疫抑制剂)是十分必要的。至于少部分患者尝试能否停药与何时停药,并没有标准化的答案,需要结合各种检查结果和内镜报告等,并与炎症性肠病医生充分沟通后共同决定。除此之外,还需要考虑停用生物制剂后其他药物可选择的余地、患者的经济因素和患者的个人意愿等,根据不同患者的不同状况做出个体化决定。

（陈　叶）

问题 26　生物制剂需要定期检测浓度吗？

目前，生物制剂的应用在炎症性肠病的治疗方案中还是比较主流的，它们能有效缓解疾病的临床症状，规律使用也能有效保持疾病的长期缓解状态。目前，我国已获批的应用于炎症性肠病临床治疗的生物制剂从机制上来说，一般可以分为以下三类：TNF 抑制剂，包括英夫利西单抗、阿达木单抗；特异性靶向 α4β7 整合素的人源化单克隆抗体，维得利珠单抗；IL-12 和 IL-23 双靶向特异性抑制剂，乌司奴单抗。这些生物制剂的应用都有可能出现自身抗体的诱导、不良药物反应、生物利用度和快速代谢等问题。因此，检测患者血清中生物制剂药物浓度，对于患者的用药有较大的指导意义，更有利于患者选择有针对性的治疗方法。在炎症性肠病治疗过程中进行浓度监测，可以最大限度地优化药物使用，更好地指导治疗策略调整。中华医学会消化病学分会炎症性肠病学组组织专家于 2018 年 8 月在西安召开炎症性肠病治疗药物监测研讨会，回顾国内外相关资料，达成共识意见，结合我国实际情况进行优化治疗，以达到最佳的治疗效果。

以英夫利西单抗为例，首次剂量为 5～10mg/kg 体重，然后在首次给药后的第 2 周和第 6 周以后每隔 8 周各给予一次相同剂量，对于疗效不佳的患者，可考虑将剂量调整至更高水平或者缩短给药时间。有研究报道，炎症性肠病患者在临床症状得到缓解后停止用药的 6～25 个月里，复发率为 38%～49%，由此可见炎症性肠病患者临床症状的缓解依赖于体内药物的浓度，只有当体内药物浓度达到一定数值时，才能维持症状的缓解和病情的稳定。通过血药浓度监测，可以及时得到体内药物浓度值。建议对炎症性肠病患者的血药浓度进行定期监测，一般在疾病大评估或大复查时进行，通常为第 14 周左右开始，然后每年至少要评估一次，以便在药物浓度不足的情况下，及时发现并调整治疗方案。同时也强烈建议患者在疾病出现临床症状时，如腹痛、腹泻、出血、肛瘘时，额外主动进行血药浓度监测，为炎症性肠病专科医生更换方案或下一步治疗提供依据。血药浓度监测不需要空腹进行，只需要在规律用药的前提下，使用生物制剂之前进行，因为此时体内药物浓度最低，能够得到最客观的监测结果。现阶段比较公认的是英夫利西单抗的谷浓度至少要在 $3\sim7\mu g/mL$ 才能较好地达到临床缓解；但是如果有瘘管，则建议谷浓度超过 $10\mu g/mL$。而新型生物制剂（如维得利珠单抗和乌司奴单抗）的谷浓度范围目前还在探索中。

值得注意的是，目前不是所有的医院都定期监测药物浓度，即便在美国，定期监测生物制剂的浓度也有争议，主要争议点在于是否值得，是否具有操作性。另外，相当一部分学者认为在诱导缓解期的血药浓度监测没有意义，主要是考虑如果诱导缓解期效果不佳则预示着患者主要致病机制与该种生物制剂起作用的机制无关。此外，关于新型生物制剂（如维得利珠、乌司奴单抗）是否要血药浓度监测也尚有争议，一般认为有条件的单位可以定期进行血药浓度监测，但是具体的血药浓度应根据疾病的人群的不同（如是否出现瘘管）而不同，这需要具有丰富临床经验的医生根据患者的具体情况具体判断。

（陈　叶）

问题 27　生物制剂可以和哪些药物一起使用？

生物制剂是针对免疫功能出现问题造成的相关疾病的一种生物制品药物，主要通过抑制人体免疫应答，从而抑制慢性病治疗过程中的病理反应，达到缓解肠道炎症的作用。炎症性肠病患者常用的生物制剂有英夫利西单抗、阿达木单抗、维得利珠单抗、乌司奴单抗，还有生物制剂类似物，如格乐立、安佰特、安健宁等。目前治疗炎症性肠病的药物种类较多，而且药物联合使用也逐渐增加。严格来说，生物制剂其实没有所谓的"好"与"坏"的区别，只是原理和针对的群体有所不同。每个医生在给患者使用生物制剂时并不是单纯考虑用药方式和价格，而是根据患者的个体情况，比如疾病活动情况、危险因素、共病情况、既往用药情况及个人的经济承受能力等，来选择药物。当患者对某些生物制剂出现抗体、需要更好的疗效、药物浓度下降或者出现失应答的情况时，医生可能会调整用药方案，其中也会包括多种药物的联合使用，生物制剂＋免疫抑制剂，比如英夫利西单抗和硫唑嘌呤。目前证据表明，使用抗TNF制剂＋硫唑嘌呤可降低继发性失应答的可能，减少抗体产生，提高药物浓度，从而提高免疫调节作用，而早期联合且联合时间达 6～12 个月的患者黏膜愈合的概率更高。其他生物制剂＋其他传统免疫抑制剂的组合也有部分临床案例,但是往往集中在病案报道,临床研究比较少。维得利珠单抗＋钙调磷酸酶抑制剂(如环孢素、他克莫司)联合用药在重症溃疡性结肠炎或者部分难治性克罗恩病患者中呈现较理想的效果。近年来,乌司奴单抗也进入临床视野,也有与免疫抑制剂、激素或 5-氨基水杨酸药物联合使用的案例。同时也有两种生物制剂联合应用的情况,比如维得利珠单抗与乌司奴单抗联合用于合并肠外表现或难治性炎症性肠病患者的案例在国内外均不少见,两种生物制剂联合应用或许是难治性或伴有肠外表现的炎症性肠病患者的额外选择。但联合治疗可能增加不良反应的发生风险,比如感染及肿瘤的发生风险可能增加。因此,联合用药还需要医生结合患者的具体情况,有针对性地谨慎选择。在联合使用免疫抑制剂时,需要特别注意是否有血白细胞、血小板及肝肾功能的异常，以免因联合而用免疫抑制剂使不良反应出现或者加重。

值得重视的是，在使用常规生物制剂之前，医院都会进行一些常规的血液生物化学检测，当检测结果显示异常，如白细胞计数下降或发生贫血时，医生也会根据实际情况使用相应药物（如升白针或补血剂）来改善情况。如果肝肾功能异常，则还需要纠正肝肾功能到正常值，尽可能地避免或减少多种用药的不良反应。

（陈　叶）

问题 28　皮下制剂可以自行在家注射吗？

简单来说，生物制剂其实就是利用生

物技术制造的单克隆抗体或者重组融合蛋白，它可以直接作用于免疫系统中与疾病有关的特定蛋白质，靶向治疗免疫性疾病。与传统药物相比，生物制剂具有作用精准、起效迅速、疗效确切、作用持久等一系列优势，并且副作用不多，对肝肾功能影响不大。从药物代谢角度来看，生物制剂是大分子，在人体中可留存时间长，从而数周甚至1～3个月用药一次即可，极大地方便了患者。

炎症性肠病患者常用的生物制剂有英夫利西单抗、阿达木单抗、维得利珠单抗、乌司奴单抗和生物类似物等。不同生物制剂的注射频率不同，从每两周一次到每8～12周一次不等；注射方式也有所不同，分为静脉注射和皮下注射，静脉制剂有英夫利西单抗、维得利珠单抗、乌司奴单抗（首剂），而皮下制剂有阿达木单抗和乌司奴单抗（皮下剂型）。皮下制剂已经制备成预充针或自控针，非常方便，通常可以由患者自行进行注射，不过在注射部位和保存方法上有一定的要求。皮下注射部位可选择上臂外侧、大腿前侧、腹部等，不可选择注射在皮肤敏感、受伤、发红、僵硬的部位。为了避免注射部位感染，建议在注射之后24小时内尽量避免游泳。尽管生物制剂疗效显著，但仍有发生不良反应的风险，其中最常见的是注射部位反应。注射部位反应指的是注射药物后发生在注射部位周围的一系列症状，表现为红斑、疼痛、肿胀或瘙痒等，发生率在30%以下。注射部位局部反应通常在第一个月发生，且复发频率在第一个月最高，随后逐渐降低，平均持续时间为3～5天，大部分可以自行缓解。当出现注射部位反应时，一般无须中止用药，可采用局部冷敷法，不可用手去抓挠，以免引起局部皮肤感染。若局部物理治疗后症状明显改善，则可用激素或口服抗组胺药缓解不适。生物制剂应置于 2～8℃，避光干燥保存和运输，不可冷冻。短时温度异常不影响疗效，长途运输应使用冷藏包储存，或使用内有冰袋的保温容器。若当地医院没有所需药品，选择异地购药可以选择冷链运送。

　　尽管生物制剂的皮下注射十分方便，但为保证用药安全，我们也不推荐患者长时间地在家自行注射，建议在注射生物制剂之前，先到正规医疗机构进行基本血液、尿液、粪便等相关化验，并且尽量保证每1～2月化验一次，化验结果正常后方能注射。其主要原因在于白细胞下降、肝肾功能异常、胰腺功能异常、药物效价降低或者药物产生抗体等现象会在出现临床表现前就反映在化验报告中，甚至部分患者出现肺炎也不自知，而这些化验或者影像学情况只有到医院进规律检查才能发现。在家自行使用生物制剂的患者，也应做好定期门诊随访和定期复查评估，一旦发现问题要及时联系自己的专科医生，调整用药方案，维持长期缓解状态，更重要的是保证治疗安全，因此我们建议 1～2 个月到医院随访门诊。

（陈　叶）

问题 29　缓解期可以延长生物制剂使用间隔时间吗？

炎症性肠病是一种慢性疾病，需要长期治疗计划。尽管治疗炎症性肠病有一系列不同的药物，但就目前而言这些药物无法治愈疾病，只能将其控制在某种水平之下，在这种状态下，患者不会受到任何症状的困扰,这个时期称为缓解期,它可以维持几个月甚至几年。

鉴于每位患者的症状各异,所以治疗方案也"因人而异"。治疗计划中药物的选择取决于肠道受累的范围,特定药物到达疾病的部位发挥作用,这样治疗更加有效和具有靶向性。例如小肠受累的克罗恩病患者,相比于其他发病部位的克罗恩病患者,因为发病部位的特殊性,进行检查的难度更大,肠道黏膜愈合的速度更慢,所以需要更长的用药时间来达到症状缓解,进入缓解期。

因为炎症性肠病症状的缓解依赖于药物浓度,所以常规生物制剂的治疗都必须遵从一定的周期性,例如英夫利西单抗或维得利珠单抗诱导期之后的用药周期为每8周一次,阿达木单抗的用药周期为每2周一次,乌司奴单抗的用药周期为8~12周,以确保体内药物浓度稳定在可以控制症状的水平,维持长期缓解的状态,从而保证患者能正常地工作、学习和生活。

缓解期患者一般能正常生活,与普通人无异。偶尔一次提前或延迟注射不会对症状产生很大的影响,但如果经常延长生物制剂使用的间隔时间或不按规律使用药物,就会造成体内药物浓度不稳定,随着停药时间的延长,药物浓度在体内逐渐被完全代谢掉,浓度过低便无法保持缓解状态,造成肠道炎症的再次发作,称为复发。肠道黏膜出现再次溃疡或狭窄,进而反复出现腹痛、腹泻、便血等临床症状,严重影响生活和工作;克罗恩病如不及时处理,更有可能出现肠道梗阻或穿孔等严重并发症。

另外,需要强调的是,炎症性肠病患者即使按时足量使用生物制剂,随着药物使用时间的延长,患者体重增加、药物失应答等,也会出现药物浓度不足和药物抗体升高的情况。因此，建议广大患者朋友们积极关注药物的浓度，定期或在疾病活动时进行检测，并按时长期门诊随访，将用药动态变化情况及时反馈给自己的炎症性肠病专科医生，共同维持或者调整治疗方案，当前至少还不推荐刻意地延长生物制剂使用时间间隔。

（陈　叶）

问题 30　治疗溃疡性结肠炎要用药多久？

溃疡性结肠炎是一种结肠和（或）直肠慢性非特异性炎症性疾病，病变局限于大肠黏膜及黏膜下层。有学者认为溃疡性结肠炎是一种自身免疫性疾病，并认为疾病是由多因素相互作用所致的，主要是环境、遗传、感染、心理和免疫等多种因素相互作用的结果。

　　溃疡性结肠炎的好发部位多在直肠和乙状结肠，也可延伸至降结肠，甚至整个结肠，常伴发不同程度的全身症状，还可有皮肤、黏膜、关节、眼、肝胆等肠外表现，病程漫长，常反复发作。患者如果处于发作期，通常以药物对症治疗为主，包括激素、氨基水杨酸、免疫抑制剂、生物制剂和小分子药物等。药物的主要作用机制是控制肠道炎症。药物治疗的主要目标是促进肠道黏膜愈合，减轻临床症状（诱导缓解），防止并发症产生，防止疾病复发（维持缓解），改善患者生活质量。大部分患者的临床症状在治疗 1～3 个月会得到缓解或者消失。溃疡性结肠炎患者应保证充足休息，调节好情绪，避免心理压力过大，在急性活动期可给予禁食或者流质或半流质饮食，当疾病进入缓解期后可改为富含营养、易消化的少渣饮食，不宜过于辛辣。即使病情进入缓解期也需要维持用药，通常为 3～5 年，大部分患者需要终身用药，具体停药情况需要结合临床症状、肠镜下检查结果和相关检验报告等做出决定。经炎症性肠病专业医生考虑，甚至多学科讨论后方可考虑减少或者停止用药。绝大多数患者需要维持治疗，目前也推荐维持治疗。

溃疡性结肠炎病程较长者，也推荐定期复查肠镜，一般患者每年需要复查肠镜。因溃疡性结肠炎呈慢性病程，患者形成"溃疡—溃疡瘢痕愈合—溃疡"的反复病程，细胞在愈合—复发反复的过程中不断增殖修复，所以会增加癌变的可能性。因此，尽管溃疡性结肠炎有时处于缓解期，也需要常年积极地规律治疗，并且用一些药物（如 5-氨基水杨酸）

来预防癌变，不要轻易自行停药。

（陈　叶）

问题 31　治疗克罗恩病要用药多久？

经常有病友会问，克罗恩病要用药多久？特别是初发患者，常有此类困惑。克罗恩病是一种特殊类型的慢性肠道炎症性疾病。尽管疾病本身可以存在急性活动或一些急性症状，但对于绝大多数患者而言，临床缓解才是这种疾病最常见的一种状态。处于缓解期的患者可以没有不适的症状，一些患者对维持用药可能不像疾病活动期那么重视。作为一种慢性疾病，笔者经常会给患者举糖尿病、高血压的例子。事实上，克罗恩病的很多治疗理念也来源于这两种慢性疾病，比如达标治疗。众所周知,对糖尿病和高血压患者是不推荐随意停药的,有些药物需要终身服用;如果随意停药,往往会造成严重的后果。同样的道理,克罗恩病患者也需要长期用药维持缓解。肯定会有病友问,那维持用药到底需要多久?

我们知道,克罗恩病的治疗分为两个阶段,诱导缓解阶段和维持缓解阶段。糖皮质激素(简称激素),也就是我们熟悉的泼尼松一类药物,通常只在疾病活动期使用,用于诱导缓解。尽管此类药物对活动期患者有比较确切的疗效,但由于长期使用的疗效及安全性等问题,通常不被用于维持缓解治疗。鉴于长期用药安全性的问题,激素治疗的时长是患者最关心的问题之一。对于使用糖皮质激素的患者,通常不建议突然停药,而需要缓慢减量。尽管激素减量可能存在不同的方案,但在克罗恩病的治疗中，这一减量过程通常需要持续几个月。对于长期使用激素的患者，突然停药不仅可能导致原有疾病复发，而且可能导致肾上腺皮质功能不全的症状，严重时可危及生命。因此，尽管大多数患者无须长时间使用激素，但突然停药的做法也是不可取的，减量方案应根据医生建议执行。由于巯嘌呤类免疫抑制剂（如硫唑嘌呤）起效较慢，所以通常不作为疾病活动期诱导缓解用药，一般在激素诱导缓解后使用。目前，并无确切的研究证据提示巯嘌呤类药物何时可以停药。现有的证据大多提示，患者停药后的疾病复发率增加。同样，巯嘌呤类药物也会存在短期和长期不良反应，部分患者无法耐受。生物制剂是目前治疗克罗恩病常用的一类药物，国内已有的品种包括英夫利西单抗、阿达木单抗、乌司奴单抗和维得利珠单抗。生物制剂既可用于克罗恩病的诱导缓解,也可用于克罗恩病的维持缓解。随着大家对生物制剂了解的深入,这类药物已越来越广泛地被大家所接受。如果治疗有效,生物制剂的维持使用对于维持疾病缓解是有必要的,但生物制剂长期使用同样存在不良反应、失效等问题。另一方面,即使达到透壁愈合,停用药物也仍然存在疾病复发和活动的风险。

(乔宇琪)

📷 **问题 32　克罗恩病通过治疗都能达到黏膜愈合吗? 通常需要多久才能达到黏膜愈合?**

黏膜愈合是对内镜可见部位提出的一个治疗目标,其主要是针对结肠镜检查可以看见病灶的患者所提出的一个概念。与溃疡性结肠炎不同，克罗恩病的病变累及范围可以包括整个消化道，而事实上结肠镜检查通常只能覆盖结肠和末端回肠，所以尽管黏膜愈合是一个比较高的治疗目标，但通常适用于病灶累及结肠和末端回肠的患者。对于小肠广泛受累的患者，仅仅在内镜下达到黏膜愈合是不够的。有部分患者的病灶无法通过结肠镜观察，而是通过肠道影像学检查或小肠镜检查发现的。对于这部分患者，结肠镜检查下的"黏膜愈合"并无太多实际意义，仍需要结合影像学检查进行判断。

那病变累及末端回肠和结肠的克罗恩病患者都可以达到黏膜愈合吗？通常，疾病活动、缓解的判断可分为多个维度。

首先是临床症状的缓解。活动期的克

罗恩病具有多种临床症状。即便是腹痛、腹泻等常见症状，也会对克罗恩病患者的生活质量造成严重影响。如果出现肠梗阻、肠穿孔等并发症，患者的症状常难以自行缓解，绝大多数患者不能正常进食，必须入院治疗，工作、生活和学习受影响。因此，通过治疗改善患者的临床症状，常是首位目标，也是早年克罗恩病治疗所追求的目标。

随着时间的推移，无论是医生还是患者都更多地认识到，仅从临床症状缓解的角度治疗克罗恩病是远远不够的。作为一个慢性疾病，克罗恩病所面临的问题不止症状缓解那么简单。于是，生化指标的缓解被逐步引入，但生化指标的缓解本身存在一定的局限性，其特异性也不高。为了减少疾病的复发和活动，减少患者并发症的出现，黏膜愈合的概念被逐步引入治疗评估目标。黏膜愈合实际上是一个比较高的治疗目标。黏膜愈合的定义在不同的指南和研究中可能略有差异，但普遍认为黏膜愈合是肠黏膜没有溃疡且没有内镜可视炎症的一种状态。如果患者通过治疗可以达到黏膜愈合，那么未来的复发率和手术率都会明显地降低。

那是不是所有的克罗恩病患者都可以达到黏膜愈合呢？无论是现有的随机对照研究还是真实世界研究均提示，并非所有的患者都可以达到黏膜愈合。因此，需要定期评估患者的黏膜愈合状态，以了解整体治疗效果，调整用药。如果没有特殊禁忌，通常可在一种治疗方案开始使用半年左右进行第1次内镜评估。如果治疗有效，首次内镜评估时即可观察到肠道炎症好转、部分或全部溃疡愈合。如果没有达到满意的治疗效果，则可以结合内镜检查结果调整治疗方案。

（乔宇琪）

问题 33　溃疡性结肠炎通过治疗都能达到黏膜愈合吗？通常需要多久才能达到黏膜愈合？

　　与克罗恩病不同，溃疡性结肠炎主要累及结肠，病变通常连续，直肠、乙状结肠受累较为常见，部分患者可累及全结肠。由于溃疡性结肠炎主要累及结肠，所以在大多数情况下，内镜检查可以直观且完整地观察到病灶。因此，内镜检查是诊断溃疡性结肠炎和评估疾病治疗效果的最主要手段之一。

　　溃疡性结肠炎的治疗应该达到怎样的目标呢？经常会有患者问："我最近大便正

常，看不到血，是不是可以停药了？我的药
要用多久？"实际上，临床症状缓解只是溃
疡性结肠炎疾病缓解的一部分。临床症状
的好转和消失，意味着患者可以有正常的
生活，但患者依然会受到复发和症状再次
活动等问题的困扰。所谓的黏膜愈合，从
简单字面理解来看，就是在结肠镜检查时
看不到溃疡和肠黏膜炎症的状态。有些患
者的结肠镜检查甚至可以与正常人完全
一样。

黏膜愈合的状态有什么好处呢？与单
纯的临床症状缓解有何意义上的不同？事
实上，与单纯临床症状缓解而没有达到黏
膜愈合的患者相比，黏膜愈合患者未来复
发和发生手术的可能性要低得多。

那是不是所有的溃疡性结肠炎患者都
可以达到黏膜愈合呢？黏膜愈合是一个相
对较高的治疗目标。与临床症状缓解相

比，黏膜愈合更难达到。部分无临床症状的患者在结肠镜检查时可能依然可以看到肠道黏膜的炎症。内镜下可见肠道黏膜炎症意味着未来症状重新活动或者复发的风险更高，但是无论使用哪种类型的药物，都不能使所有患者达到黏膜愈合。这就意味着我们需要监测药物的治疗效果，并及时地调整治疗方案。

多长时间监测黏膜愈合是合适的呢？通常情况，如果患者在用药后症状缓解，通常会选择开始治疗后半年左右复查肠镜。但从密切监测药物疗效的角度来看，通常有必要 3 个月左右了解黏膜愈合情况。有病友会问："这是不是意味着 3 个月就需要复查肠镜？"实际上并不是。因为目前的粪钙卫蛋白检测可以在一定程度上反映肠道黏膜愈合的情况。如果粪钙卫蛋白正常，意味着肠道炎症好转，也在一定程度反映了当前治疗方案的效果。如果治疗过程中临床症状无明显好转，或者粪钙卫蛋白水平仍然显著升高，反映肠道内仍存在炎症。在这种情况下，必要时仍需完善肠镜检查，并及时调整治疗方案。

（乔宇琪）

问题 34 等我老了，比如 60 岁以后，炎症性肠病会好点吗？

在大多数人眼里，炎症性肠病是年轻人的一类疾病。中青年是炎症性肠病的高发人群。确实有一部分患者在经过治疗以后可以获得长期缓解，但疾病复发和疾病反复活动的情况仍非常常见，特别是对现有治疗药物反应不佳的患者。这些药物治疗效果不佳的患者并不会因年龄的增长而获得长期缓解,这种复发、缓解交替的情况甚至可以伴随终身。

实际上,炎症性肠病也并不是年轻人的专利。临床上,老年炎症性肠病患者并不少见。这种情况大致分为两类:一类患者是早年年轻时发病的,随着病程的延长、年龄的增长而步入老年;另一类则是老年时初次发现并被诊断为炎症性肠病的。总体而言,目前我国老年炎症性肠病患者数量并不多,这可能与我国炎症性肠病近年来仍处于发病率快速上升阶段有关。随着时间的延长,除初发的炎症性肠病患者外,我们会看到越来越多的中老年炎症性肠病患者。在近年的流行病学模型中,我们所面临的问题也可能越来越接近西方国家。

早年发病的炎症性肠病患者常常会伴有多种疾病进展的高危因素。这些患者即使进入中老年,部分遗留的问题仍可伴随终身，比如已经形成的纤维性肠腔狭窄通常不会因为年龄增长而改善，实际情况可能更为复杂。随着病程的延长，更多患者可能同时存在肠道炎症活动和肠道结构异常及并发症的情况。一些患者病变累及范围广泛，药物治疗效果不佳。肠道炎症的长期存在也导致肠道肿瘤发病率增加。这些混杂因素的存在导致老年炎症性肠病患者的整体治疗更为棘手和困难。老年患者使用免疫抑制剂和生物制剂的风险也比年轻患者更高。

炎症性肠病的活动和缓解实际上取决于多种因素的共同作用。炎症性肠病本身的发病原因复杂，涉及环境、遗传、免疫、感染等多种因素。其发病不是由某种特定原因造成的。所谓的高发年龄段只是流行病学的一个统计结果，对患病个体而言意义有限，年龄本身也不是决定是否发病或疾病是否好转的一个主要因素。对于已经步入老年或即将步入老年的炎症性肠病患者而言，仍需要非常重视日常饮食起居，以免引起疾病的复发和活动。年龄大于 60 岁的老年炎症性肠病患者，仍需坚持饮食管理，特别需要预防肠道感染。同时，老年炎症性肠病患者如果处于疾病活动期，应与专业医生探讨，根据自身情况选择适合自身的治疗方案，而不应自行随意停药或换药。

（乔宇琪）

问题 35 溃疡性结肠炎可以治愈吗？

目前，溃疡性结肠炎尚无彻底治愈的手段，治疗的主要目标是让患者达到缓解。我们提到的缓解通常分为两个部分。首先是临床症状缓解。通常，临床症状缓解可以显著改善患者的生活质量。对于很多患者来说，达到临床症状缓解，患者就会认为自己的疾病已经好了，一些患者也会向医生提出停用治疗药物的要求。事实上，这种理解并不准确。临床症状的好转只是溃疡性结肠炎治疗的一个最初阶段，临床症状好转并不意味着肠道炎症完全消退。随着治疗手段的增加，溃疡性结肠炎的治疗目标不仅仅是临床症状的好转，肠道黏膜愈合越来越受到医生和患者的重视。

我们知道，溃疡性结肠炎具有复发的特点，患者往往可以反复出现症状活动。即使通过治疗获得缓解，在某些特定因素的作用下，症状活动也可以再次发生。这种缓解和复发的过程往往难以预测，其可能具有一些诱因，比如工作劳累、饮食不当等。医生和患者实际上都在探寻减少疾病复发的方法。其中非常值得我们注意的一点是，如果在内镜检查时，患者肠道黏膜正常或接近于正常，那么其未来复发的可能性会小得多。在此基础上，近年来又有专家提出了组织学愈合的概念。也就是在原有内镜检查没有肠道炎症的基础上，通过组织学多部位、多点活检，确定患者肠道组织的炎症情况。这对于我们评估患者的治疗效果具有很大的意义。

　　获得包括黏膜愈合在内深度缓解的溃疡性结肠炎患者，与正常人实际上并没有不同。尽管我们不能用治愈来定义这种状态，但对于患者来说，维持长期的深度缓解就是我们治疗的最大目标。对于大多数患者来讲，长期的深度缓解并不容易达到。这不仅仅需要医患双方的配合，而且对药物治疗的选择、疗效监测都提出了更高的要求。随着治疗手段的增加，相信在不久的将来,长期深度缓解可以使越来越多的溃疡性结肠炎患者获益。

(乔宇琪)

问题 36　克罗恩病可以治愈吗?

克罗恩病是一种可以累及全消化道的肠道炎症性疾病。作为一种慢性疾病,克罗恩病常表现出迁延不愈的特点。迁延不愈的肠道溃疡、迁延不愈的肛瘘、肠内瘘,乃至反复出现的肠梗阻,这些都对患者的正常生活有着极大的影响。尽管已有不少新的治疗手段,但目前克罗恩病仍不能彻底治愈。肯定会有病友问,既然克罗恩病不能治愈,那么克罗恩病治疗的目标是什么呢?

早年由于检查手段的限制,包括症状

在内的临床表现是评价克罗恩病活动的主要依据。这些临床表现包括腹痛程度、腹泻频率、腹部包块等。通过这些临床表现，可以在一定程度上判断疾病的严重程度和活动度，但是从目前的诊治要求来看，单凭临床表现来判断疾病的好坏、评价治疗效果，是远远不够的。很多症状处于缓解期的患者，实际上仍然存在肠道炎症和肠道溃疡。迁延不愈的肠道炎症仍可能导致新的并发症的产生，对于预防和改善患者未来的生活质量是非常不利的。

克罗恩病怎么样治疗算好呢？目前，克罗恩病的整体治疗目标是黏膜愈合，更进一步的目标是透壁愈合。黏膜愈合通常是指内镜可见部位没有溃疡、没有炎症的状态。而透壁愈合是在黏膜愈合的基础上，进一步结合肠道磁共振检查，评判肠道磁共振是否存在肠道活动性炎症。相较于内镜检查只覆盖结肠和末端回肠，肠道磁共振检查覆盖范围更广，可以完整评估小肠炎症的情况。当患者同时达到内镜下黏膜愈合和肠道磁共振愈合时，可以认为患者达到了深度愈合。如果说克罗恩病不可以治愈，那么深度愈合的状态就是最好的一个治疗目标。与症状缓解相比，达到深度愈合的患者未来复发的概率更低，手术的风险更小，生活质量也更高。

要达到深度愈合并不容易，个性化医疗方案的选择，医患之间的良好沟通，都是必不可少的。尽管现在克罗恩病的治疗药物种类比早年有显著增加，但对于个体而言，并不是每种药物都能使患者达到深度愈合。如果所选择的药物对个体效果不好，甚至有可能不能达到症状缓解。因此，密切地监测和评估，及时地调整治疗方案，规范地维持用药，对于改善克罗恩病患者的整体预后仍是有必要的。

（乔宇琪）

问题37 我能只用美沙拉秦吗？

美沙拉秦是一种 5-氨基水杨酸类药
物，是炎症性肠病的基础用药之一。美沙
拉秦使用范围广泛，从基层医院到大医院
均可获得。是否患了炎症性肠病就只能使
用美沙拉秦？显然不是。作为炎症性肠病
的一种基础用药，美沙拉秦最常用于轻-中
度溃疡性结肠炎的诱导及维持缓解治疗，
以及中-重度溃疡性结肠炎和克罗恩病的
辅助治疗。其制剂主要分为两大类，一类
是口服制剂，另一类是局部制剂。美沙拉
秦的口服制剂类型有很多，有颗粒剂、片剂
等。根据释放方式的不同，有时间依赖性、

pH 依赖性、微生物激活等。除覆盖的肠段不同外，并没有研究提示不同种类的美沙拉秦口服制剂有显著的疗效差异。如治疗有效，也没有必要在不同剂型之间替换。服用口服制剂时，需要注意不同释放方式的服用方法是不同的，服用前应参考药品说明书。常见的局部用药剂型包括栓剂和灌肠液，由于其覆盖范围不同，所以主要用于其覆盖范围内的局部肠道，有局部浓度高的特点。美沙拉秦安全性较高，但仍可能发生不良反应。服用期间应定期监测血常规、尿常规、血淀粉酶、肝肾功能等。

除美沙拉秦外，目前用于炎症性肠病治疗的药物还包括糖皮质激素、免疫抑制剂、生物制剂等。那这些药物又有什么特点呢？糖皮质激素是炎症性肠病治疗的传统药物之一，用于活动期疾病的诱导缓解。

根据病情，在排除禁忌后可以选择口服或静脉使用糖皮质激素。但是，糖皮质激素长期使用存在较多副作用，且维持治疗效果欠佳，因此仅用于炎症性肠病的诱导缓解。免疫抑制剂中，最常用的是硫嘌呤类药物。硫嘌呤类药物起效相对较慢，不用于活动期的诱导缓解，仅用于维持缓解，为口服用药。硫嘌呤类药物使用过程中需要密切监测血常规及肝肾功能。在其长期使用过程中，一些肿瘤的发病率可能会有所上升。目前，生物制剂主要包括抗TNF-α、抗白介素及抗整合素类药物。与传统治疗药物相比，生物制剂的靶向性更好，对于一些存在疾病高危因素的中重度患者来说，是一种不错的选择。不同的生物制剂，其特性也有所差异，一般根据疾病的特征和患者的意愿进行选择。当然，生物制剂也不是对所有患者都有效。因此，选择生物

制剂进行治疗,定期随访和监测病情也是
必不可少的。

（乔宇琪）

📷 问题 38　治疗炎症性肠病为什么要用激素?

　　在回答炎症性肠病为什么要用激素前,我们首先需要了解激素是什么。与生物学里泛指的激素不同,这里的激素是一个特指的概念,用于指代糖皮质激素。糖皮质激素的发现和使用最早可以追溯到1855年。当年,托马斯·艾迪生报道了一种后来被命名为艾迪生氏病的疾病。65年后,人们认识到这种疾病是由肾上腺皮质功能障碍导致的。1935年,人们提取了第一个商品化的肾上腺皮质提取物——可的松。1948年，可的松经人工制备后用于临床研究。1949年，菲利普·肖瓦特·亨奇医生首次使用可的松治疗类风湿性关节炎。此后，糖皮质激素被扩大应用于几乎所有的自身免疫性疾病。因为这项突破性的工作，亨奇医生也获得了1950年的诺贝尔生理学或医学奖。1955年，糖皮质激素首次被报道用于治疗重症溃疡性结肠炎。时至今日，糖皮质激素仍然是治疗自身免疫性疾病的主要药物之一。

自身免疫是导致炎症性肠病的一个重要因素。从广义来说，炎症性肠病也属于自身免疫性疾病范畴。因此，糖皮质激素在治疗炎症性肠病中仍有着重要的作用。目前用于炎症性肠病的糖皮质激素分为两代：①第一代糖皮质激素，作用于全身，常用的品种包括泼尼松和甲泼尼龙等，均可用于治疗中到重度炎症性肠病；②第二代糖皮质激素，如布地奈德，为高效局部作用的药物，用于轻到中度炎症性肠病的患者。

糖皮质激素由于起效快速，故常被用于炎症性肠病的诱导缓解。对活动期炎症性肠病患者，糖皮质激素常有较好的治疗效果，属于炎症性肠病的一线用药。说到糖皮质激素，很多患友可能更关心的不是疗效，而是副作用。因为大多数患者对糖皮质激素的副作用有所了解，比如满月脸、水牛背、骨质疏松、血糖升高、血压升高、消化道出血、感染等。事实上，我们需要客观地看待药物副作用这个问题。药物短期使用的副作用和药物长期使用的副作用往往差异很大，而上面所提到的副作用，多数是由糖皮质激素长期使用后产生的。由于糖皮质激素通常只用于炎症性肠病的诱导缓解，所以不会长期使用，这与一些需要长期使用糖皮质激素维持的风湿免疫性疾病不同。无激素缓解，也一直是炎症性肠病诊治所追求的一个目标。在维持治疗阶段，我们现在也有了更多的选择，使得糖皮质激素不再用于炎症性肠病的维持缓解。因此，如何规范地使用糖皮质激素，使患者在副作用可控的情况下有最大的获益，需要进行风险和获益的考量，也需要医患双方共同配合。

（乔宇琪）

📷 问题39 我能不用激素吗？

糖皮质激素是炎症性肠病治疗的基础用药，但经常会有病友问："我能不用激素吗？"关于这个问题，要从几个方面来看。

首先，患者是否真正了解糖皮质激素，对疾病的疗程有无充分的认识。糖皮质激素问世至今已有半个多世纪,其疗效和安全性已在广泛的临床应用中得到了验证。然而,糖皮质激素作为一种药物,疗效和副作用总是以双刃剑的形式存在的。特别是长期使用糖皮质激素必须考虑药物使用的安全性和有效性,这也限制了糖皮质激素在炎症性肠病治疗中的长期使用,无激素缓解也成为目前炎症性肠病治疗的目标之一。

其次,目前有越来越多的生物制剂问世,糖皮质激素还有原有的地位吗? 是否必须使用呢? 事实上,目前无论是生物制剂的药物说明书,还是各国的医疗保险政策,都直接或间接地承认了炎症性肠病传统治疗的地位,其中也包括了糖皮质激素。但是,我们也知道糖皮质激素不是万能的,而很多生物制剂在一些特定情况下又有其独特的治疗作用。三种类型的生物制剂各有优缺点。例如抗 TNF-α 类药物对病变范围广泛、存在肛瘘等高危因素的效果较好，部分品种起效快，但容易发生感染、激活结核、乙肝，也存在免疫原性较高、容易产生抗抗体等问题，部分抗 TNF-α 品种也推荐与硫唑嘌呤联合使用。抗白介素类的乌司奴单抗和抗整合素类的维得利珠单抗，免疫原性相对更低，安全性更好，但是其仍然存在对部分人群效果不佳的情况，尤其是已经使用过抗 TNF-α 治疗的人群。不同类型的生物制剂，适应对象也有所不同，且目前并没有明确的因素来预测不同生物制剂的治疗效果。因此，无论选择何种生物制剂的方案，有必要密切随访和跟踪治疗方案。

最后，药物的选择应根据自身综合情况来进行并排除相关的禁忌证。现在越来越多的炎症性肠病治疗药物被纳入医保。

但无论是传统治疗药物还是新型生物制剂,治疗过程都存在利弊。药物本身的适应证说明和医保政策都对药物治疗的选择顺序有一定的要求。包括生物制剂在内的任何一种药物均不能保证 100％有效,理性看待药物选择这个问题尤为重要。

(乔宇琪)

问题 40　生物制剂之间有什么差别?

生物制剂是由生物体生产或含有活生物体成分的产品。广义的生物制剂包括通过使用生物技术,从人类、动物或微生物中提取的各种产品。狭义的生物制剂是指从活细胞中通过基因工程产生的药物。目前,国内获批用于炎症性肠病治疗的生物制剂大致分为三个大类,包括抗 TNF-α

类、抗白介素类、抗整合素类，这里将逐一为大家进行介绍。

抗 TNF-α 类是最早用于治疗炎症性肠病的一类生物制剂。目前用于治疗炎症性肠病的抗 TNF-α 包括英夫利西单抗和阿达木单抗。英夫利西单抗是一种人鼠嵌合型抗体，也是第一个被批准用于人体的抗 TNF-α 制剂。英夫利西单抗为静脉注射用药，被批准用于治疗成年人和 6 岁以上儿童克罗恩病、瘘管性克罗恩病以及成年人溃疡性结肠炎。英夫利西单抗具有起效快的特点，可用于激素诱导无效或效果欠佳的重度溃疡性结肠炎的挽救治疗。英夫利西单抗存在一定的免疫原性，在无禁忌的情况下，与硫唑嘌呤联合使用的效果更好。阿达木单抗是一种全人源性的抗体，其作用机制与英夫利西单抗类似。该药物为皮下注射制剂，注射方法与胰岛素类似。作为另一种抗 TNF-α 类药物，阿达木单抗使用便捷，也因此受到一些患者的欢迎。目前，阿达木单抗在国内获批用于治疗成年人及 6 岁以上儿童克罗恩病。其由于全人源抗体的属性，所以免疫原性相对较低，但起效速度不及英夫利西单抗。抗 TNF-α 类药物对关节炎等一些肠外表现也有不错的疗效。目前，两种抗 TNF-α 类药物说明书均有关于严重感染和恶性肿瘤的相关警示，一些特殊的不良反应也应引起我们的重视，用药期间需要密切监测。

在抗白介素类药物中，目前国内获批用于治疗成年人克罗恩病的仅有乌司奴单抗。乌司奴单抗是一种靶向作用于 IL-12/IL-23 的 p40 亚基单克隆抗体。乌司奴单抗通过抑制 IL-12/IL-23 与 NK 细胞、T 细胞表面受体结合，控制炎症反应。乌司奴单抗是一种较新的生物制剂，无论作为一线用药,还是作为抗 TNF-α 失应答后的二线用药,均有不错的疗效,对合并银屑病或银屑病性关节炎的患者也有不错的疗效。乌司奴单抗的免疫原性很低,很少出现与免疫原性相关的药物不良反应。乌司奴单抗的整体安全性高于抗 TNF-α 类药物。

在抗整合素类药物中,目前国内获批用于治疗成年克罗恩病和成年溃疡性结肠炎的药物仅有维得利珠单抗。维得利珠单抗也是目前为数不多,同时获批两种炎症性肠病适应证的药物。维得利珠单抗是一种与 α4β7 整合素特异性结合的抗体,阻断 α4β7 整合素与 MAdCAM-1 相互作用,抑制记忆 T 淋巴细胞穿过内皮迁移至胃肠道的炎症组织,精准抑制肠道炎症。在抑制肠道炎症的同时,几乎不影响全身性免疫功能。维得利珠单抗同样具有很低的免疫原性,很少出现与免疫原性相关的药

物不良反应，同时其整体安全性也高于抗
TNF-α类药物。

目前已有着越来越多不同机制的药物
进入临床研究，包括鞘氨醇-1-磷酸（S1P）
拮抗剂、JAK抑制剂等，尽管这些药物严
格意义上不属于生物制剂，但其未来的疗
效仍值得期待。

（乔宇琪）

问题 41　如何看待药物的副作用？

药物的副作用一直是炎症性肠病患者
最关心的问题之一。由于炎症性肠病属于
慢性疾病，多数患者需要长期使用药物治
疗，所以正确地看待药物的副作用是炎症
性肠病诊治中的一个重要问题。

炎症性肠病治疗药物包括传统药物、

生物制剂、新型小分子药物三大类。

　　传统药物主要包括 5-氨基水杨酸(5-ASA)类药物、糖皮质激素和免疫抑制剂三种类型。目前,5-ASA 广泛用于治疗轻-中度炎症性肠病,特别是轻-中度溃疡性结肠炎。5-ASA 总体副作用较少,无论用于疾病诱导缓解还是长期维持治疗,都有相当高的安全性。常见的不良反应包括白细胞计数减少、肝肾功能受损、药物性胰腺炎等,但总体发生率较低,在用药期间规范监测即可。糖皮质激素具有一定的副作用,这也是广大病友比较担心的一点。糖皮质激素的使用可能导致满月脸、水牛背、骨质疏松、血糖血压升高、消化道出血、感染等。但这些不良反应多发生于长期使用糖皮质激素的患者。糖皮质激素通常只用于炎症性肠病的诱导缓解,而无激素缓解也是目前炎症性肠病治疗所追求的目标之一。多数患者在使用糖皮质激素一段时间后会减量停用。因此,权衡糖皮质激素使用的利弊,对于炎症性肠病患者是非常重要的。用于治疗炎症性肠病的免疫抑制剂包括巯嘌呤类、氨甲蝶呤、他克莫司等。这些药物通常存在引起白细胞计数减少、肝肾功能受损、药物性胰腺炎等不良反应。同时,一些免疫抑制剂长期使用也可能与肿瘤发病率上升有关。因此,在维持用药阶段,如使用免疫抑制剂,需要定期监测相关问题,免疫抑制剂长时间使用的风险和获益也需要征询医生的意见。

目前,批准用于治疗炎症性肠病的生物制剂包括英夫利西单抗、阿达木单抗、乌司奴单抗和维得利珠单抗。英夫利西单抗和阿达木单抗同属于抗 TNF-α 类药物。在抗 TNF-α 类药物的使用过程中,最需要注意的风险包括严重感染和恶性肿瘤。我国乙肝和结核的发病率高，对于抗 TNF-α 类药物使用过程中出现的乙肝和结核的激活尤其需要重视。另外，在抗 TNF-α 类药物使用过程中，同样存在白细胞计数减少或肝肾功能受损的问题，但并不多见。另外，由于抗 TNF-α 类药物存在一定的免疫原性，有可能诱发药物性狼疮和银屑病样皮疹，所以在用药过程中也需要予以监测。

生物制剂中，乌司奴单抗靶向作用于 IL-12/IL-23 的 p40 亚基，维得利珠单抗作用于 α4β7 整合素。这两种生物制剂的安全性较高，很少引起严重的感染，现有的资料也未提示肿瘤相关风险是否显著增加，仍需要更多的证据积累。这两种药物的免疫原性非常低，免疫原性相关的不良反应也较少。因此，其对老年人等特定人群是不错的选择。

目前，国内上市的新型小分子药物尚

未获批炎症性肠病适应证。在国外使用过程中发现，JAK抑制剂托法替布除引起常见的血细胞减少、肝肾功能受损外，有可能引起脂代谢异常及增加发生血栓的风险，在使用过程中尤其需要重视。按目前国内的法律法规，如无特殊情况，仍建议选择国内已获批适应证的药物。

（乔宇琪）

问题 42　小分子药物是什么？

近年来，靶向药物被越来越多地被应用于治疗炎症性肠病。目前，炎症性肠病治疗所使用的生物制剂就属于靶向药物，这些药物针对某个特定靶点进行抑制或拮抗，从而达到治疗疾病的目的。生物制剂大多是抗体类药物，属于大分子蛋白类药物，与之相对应的是小分子药物。小分子药物又称小分子靶向药物，通常是信号传导抑制剂，它能够特异性地阻断某些信号传导通路，从而达到治疗的目的。这些小分子药物基本是口服制剂，这也为这些药物的应用提供了前景。

托法替布就是一种小分子药物，在国外已被批准用于治疗溃疡性结肠炎，但在国内尚未获批此适应证。托法替布是一种有效的选择性 JAK 抑制剂，优先抑制 JAK1 和 JAK3。目前，托法替布在国内获批用于氨甲蝶呤疗效不足或对其无法耐受的中度至重度活动性类风湿关节炎成年患者。关于托法替布治疗溃疡性结肠炎，目前 OCTAVE 研究提示，无论是否用过抗 TNF-α 治疗，患者都可以从托法替布的治疗中获益。但是托法替布使用过程中的不良反应，也是需要引起重视的，例如血栓形成。国内已有其他类型的 JAK 抑制剂进入临床研究，从已获得的数据来看，部分 JAK 抑制剂对溃疡性结肠炎有很好的效果。期待 JAK 抑制剂未来能在我国用于治疗炎症性肠病。

口服鞘氨醇-1-磷酸(S1P)受体调节剂是另一类值得关注的小分子药物。2020 年 10 月，美国施贵宝公司宣布，口服 S1P 受体调节剂 Zeposia(Ozanimod)在治疗中重度溃疡性结肠炎成年患者的关键性 3 期临床试验中达到了两个主要终点。Ozanimod 选择性结合 S1PR1，抑制一个特定亚组的活化淋巴细胞迁移到炎症区域，降低循环 T 淋巴细胞与 B 淋巴细胞水平以改善炎症。2022 年 3 月，辉瑞公司宣布，Etrasimod(ADP334)的一项 3 期临床试验获得了积极的结果。Etrasimod 也是一种 S1P 受体调节剂，用于治疗中重度活动性溃疡性结肠炎。

除上述两个大类外，PDE4 抑制剂口服药物和 TLR9 激动剂局部治疗也已进入临床研究阶段。尽管这些药物离最终上市还有很长的路要走，但在未来炎症性肠病诊治中的地位是值得期待的。

（乔宇琪）

问题 43　我在用激素期间要注意什么？

糖皮质激素是目前治疗炎症性肠病的主要药物之一。糖皮质激素问世半个多世纪以来，一直是治疗自身免疫性疾病的重要药物，但也因其不良反应较多，让一些炎症性肠病患者望而却步。实际上，任何药物的使用都有两面性，这里我们来聊一聊用激素期间要注意什么。

　　糖皮质激素使用期间的症状变化是首先需要关注的。药物治疗是否有效，症状是否改善是基本要素。如果在药物使用期间症状无好转甚至出现恶化，应及时排查原因。目前，已知部分患者可能存在糖皮质激素抵抗或糖皮质激素依赖的问题。所谓糖皮质激素依赖，指的是患者在开始糖皮质激素治疗后 3 个月内无法将激素减少到相当于泼尼松龙 10 毫克/天以下的水平而不出现复发，或在停止糖皮质激素后 3 个月内复发。糖皮质激素抵抗是指炎症性肠病患者在 4 周内服用泼尼松龙或相当于泼尼松龙每天 0.75 毫克/千克体重的等效药物后仍有疾病活动。这类患者在临床工作中并不少见，需要根据患者症状的变化及时地调整治疗方案。

　　除治疗效果外，糖皮质激素的剂量和使用疗程是另一个值得关注的问题。炎症性肠病患者通常不使用剂量特别大的糖皮质激素。有研究显示，对活动性溃疡性结肠炎患者，静脉甲强龙的使用剂量如超过60毫克/天，不会有更大的获益。目前，尽管并没有统一的糖皮质激素的减量标准，但对于大多数患者而言，仍有必要缓慢减量。减量过于快速可以导致疾病复发或再次活动。因此，药物的使用过程需要医生与患者密切配合和沟通。

糖皮质激素不良反应的监测也是激素使用期间需要注意的一个问题。糖皮质激素的使用可能会导致满月脸、水牛背、骨质疏松、血糖血压升高、消化道出血、感染等。但这些不良反应多发生于长期使用糖皮质激素的患者。对炎症性肠病而言，使用糖皮质激素进行维持治疗不仅效果欠佳，而且会带来更多的副作用。因此，无激素缓解一直是炎症性肠病治疗追求的目标之一。糖皮质激素短期使用，不良反应一般可控，相比于免疫抑制剂，也不容易引起白细胞计数减少等问题，但仍有必要监测血常规、肝肾功能、电解质等。在使用糖皮质激素的同时也应注意服用维生素 D、钙片以预防骨质疏松，同时也要使用药物保护胃黏膜。

（乔宇琪）

📷 问题 44　总是在激素减量时复发，应该注意什么？

如果一个患者反复在糖皮质激素减量时复发，那么该患者可能存在激素依赖或激素抵抗，需要调整用药方案。

我们来看看什么是激素依赖和激素抵抗。所谓糖皮质激素依赖指的是指患者在开始糖皮质激素治疗后 3 个月内无法将剂量减少到相当于泼尼松龙 10 毫克/天以下而不出现疾病复发，或在停止糖皮质激素后 3 个月内复发。糖皮质激素抵抗是指炎症性肠病患者在 4 周内服用泼尼松龙或相当于泼尼松龙每天 0.75 毫克/千克体重的等效药物后仍有疾病活动。

对于存在激素依赖或者激素抵抗的患者，后续应该怎样调整用药方案呢？首先，我们应当了解糖皮质激素是否已经规范使用。在临床上，有不少患者因为糖皮质激素使用剂量不规范、减量速度过快，导致反复复发。如果存在这种情况，应当与医生沟通后规范使用糖皮质激素或者更换其他治疗。部分患者存在长期不规范使用糖皮质激素治疗的情况，自行加量或减量糖皮质激素的做法都是不可取的。

对于规范使用糖皮质激素治疗，但还

是存在糖皮质激素依赖或抵抗的患者，有必要及时调整用其他治疗方案。可选的方法包括加用免疫抑制剂、使用生物制剂等。调整治疗方案需要根据病情的缓急来选择不同的药物。免疫抑制剂（如巯嘌呤类药物）通常起效较慢，不适合处于急性重度活动期糖皮质激素抵抗的患者，但可以帮助糖皮质激素依赖患者维持缓解。因此，对于激素减量过程中反复复发的患者，可以在排除禁忌后加用巯嘌呤类药物维持缓解。不同的免疫制剂也有不同的特性和不良反应，因此在选择使用免疫抑制剂之前应征询医生的建议。

除免疫抑制剂外，生物制剂是另一个选项，特别是对存在糖皮质激素抵抗或依赖的患者，在合适的情况下选择应用生物制剂，对于改善疾病症状、获得无激素缓解都有好处。目前，用于治疗炎症性肠病的生物制剂主要有三种类型，包括抗 TNF-α 类、抗白介素类和抗整合素类。不同的药物有不同的特点，例如抗 TNF-α 类对有肛瘘或瘘管型克罗恩病患者有较好的效果，其中英夫利西单抗起效快，可用于重度溃疡性结肠炎激素无效时的挽救治疗。抗 IL-12/IL-23 的乌司奴单抗和抗整合素 α4β7 的维得利珠单抗均有较高的安全性和较低的免疫原性，适用于对治疗安全性要求较高的患者。

（乔宇琪）

◧问题 45　需要补充益生菌吗？

肠道菌群天然存在于我们人体肠道，肠道菌群与人体共生共存，为人体提供营养、代谢调节、诱导先天性免疫和调控肠道上皮发育等多种功能。近年来，越来越多的研究提示，肠道菌群失调可能与炎症性肠病的发病存在一定的关系。那么是否意味着炎症性肠病患者需要常规补充益生菌呢？

肠道菌群与炎症性肠病相关性的研究有很多，但真正的作用机制并不明确。因此，肠道菌群紊乱和炎症性肠病究竟是"鸡生蛋"还是"蛋生鸡"的关系，目前仍有很多说法。比较主流的观点认为，两者存在相互作用，但并不存在必然的因果关系，最有可能的情况是两者的作用兼而有之。也就是，肠道菌群紊乱既可能是造成炎症性肠病发病的原因，也可能是炎症性肠病发病的结果。

很多炎症性肠病患者有使用益生菌制剂的历史。益生菌制剂也就是有益的活性微生物，是治疗消化疾病的常用药物。多数人认为，益生菌治疗是有益无害的，用用无妨。在功能性胃肠病领域，益生菌制剂对包括肠易激综合征在内的一些疾病有比较好的治疗效果。

然而，对炎症性肠病患者而言，却不尽然。炎症性肠病的病因尚不完全清楚，目前认为遗传、免疫、环境及感染等因素都与炎症性肠病的发病有关。益生菌治疗更多地影响环境因素，但却无法改变遗传、免疫等因素。如果发病原因主要偏向于遗传或免疫因素，那么益生菌治疗便不能达到满意的效果。如果患者对某种益生菌成分不耐受，也有可能引起症状加重。因此，是否使用益生菌治疗，患者需要与医师充分沟通。对于使用益生菌后，症状无明显改善的患者或症状有加重的患者，需要考虑调整治疗。

治疗的有效性是否与特定的益生菌品

种有关？与疾病的具体类型是否有关？有从现有的临床研究来看，多数研究并不支持在克罗恩病患者中使用益生菌治疗。对于溃疡性结肠炎的治疗，目前获得文献肯定的益生菌制剂包括 VSL♯3 和 Nissle 1917，但这两种制剂在国内并不容易获得。对于其他益生菌制剂治疗溃疡性结肠炎，笔者认为可能有效，但尚缺乏临床数据的支持，目前也尚未获得各类诊治指南的推荐。

（乔宇琪）

问题 46 导致肠道菌群失调的原因是什么？

炎症性肠病患者常存在肠道菌群失调。究竟是什么原因导致肠道菌群失调？影响肠道菌群的因素有很多，比较常见的因素包括饮食、药物、年龄、遗传背景、疾病、吸烟、母乳喂养、环境等，而饮食在其中占有重要的位置。

在众多影响肠道菌群的因素中，饮食对肠道菌群的影响最为直接。不同地区的人们由于饮食结构的差异，可能存在不同类型的肠道菌群构成。饮食结构的变化也可以在短时间内改变人体肠道菌群的构成。一方面，富含脂肪、动物蛋白、ω-6 多不饱和脂肪酸和精制糖的西方饮食被认为是导致克罗恩病的危险因素。西方饮食也可以显著改变肠道微生物群组成的变化。另一方面，食品中的添加剂（如乳化剂）也可以显著影响肠道菌群的构成，并诱发肠道炎症。在炎症性肠病患者中，遗传和（或）环境因素所造成的干扰会导致肠道菌群失调。炎症性肠病患者的正常肠道细菌（包括产生短链脂肪酸的细菌）减少，这导致短链脂肪酸及其有益作用减少，包括诱导调节 T 细胞和效应 T 细胞分化的能力。调节 T 细胞和效应 T 细胞的失衡导致促炎细胞因子的产生增加、肠黏膜受损及功能障碍。另外，宿主遗传背景可能与微生物组成的差异有关，宿主遗传背景可以塑造宿主的肠道微生物。然而，这些联系背后的因果关系仍不清楚。

在炎症性肠病中，肠道炎症与菌群失调可能互为因果关系。其菌群分类组成的变化包括：菌群 α 多样性减少；厚壁菌门和拟杆菌门水平降低；黏附侵袭性大肠杆菌的丰度增加，特别是在回肠克罗恩病中；粪杆菌水平降低；γ-变形菌水平增加等。微生物功能的变化包括：短链脂肪酸的产生和氨基酸的生物合成减少；氧化应激增加；硫酸盐运输增加；营养缺陷型菌株增加等。这些变化可能反作用于肠道炎症本身，使炎症迁延不愈或加重。

现有基因测序技术的发展以及强大的生物信息学工具使人们能够对肠道微生物的组成以及微生物对人类生理和疾病的影响有新的认识。通过这些技术表明，菌群失调（即微生物组成异常）和肠道微生物生态系统复杂性降低是克罗恩病或溃疡性结肠炎患者的共同特征，但这种变化是疾病的原因还是结果，仍有待阐明。

（乔宇琪）

问题 47　粪菌移植能治疗溃疡性结肠炎或者克罗恩病吗？

粪菌移植用通俗的话语来理解，就是将正常人的肠道菌群移植到病患肠道内，通过改变病患肠道菌群的构成，达到治疗疾病的目的。粪菌移植最为成功的领域是用于治疗艰难梭菌感染。艰难梭菌是一种传染性细菌，可导致致命的细菌感染，称为艰难梭菌结肠炎。艰难梭菌结肠炎的主要特征是结肠炎症，可导致持续的肠道症状，常与长时间的抗生素使用有关。

粪菌移植是治疗艰难梭菌结肠炎的一种非常有效的疗法，90％以上的患者可因此得到治愈，这比抗生素等更常见的治疗方法更为有效。粪菌移植的细菌能够取代有害的艰难梭菌，并用健康的细菌重新填充肠道菌群。虽然目前尚不清楚负责对抗艰难梭菌的确切菌株是哪种，但这种治疗被证明非常有效。

因为粪菌移植在治疗肠道艰难梭菌感染中的表现尚佳，所以国外有学者尝试用粪菌移植来治疗炎症性肠病。当然，早期的研究并没有创造奇迹。尽管粪菌移植的潜在适应证有炎症性肠病，但粪菌移植对炎症性肠病的疗效和不良反应都非常不稳定。近几年，陆续有一些成功的随机对照研究，不过菌群提供者和用药方法不尽相同，部分针对溃疡性结肠炎，部分针对克罗恩病。总体认为，粪菌移植可能有一定疗效，但缺乏大样本的随机对照研究。实际情况更是要复杂得多。由于移植样本捐献者不一致，以及疾病本身发病机制存在差异，所以目前尚无法预测粪菌移植治疗炎症性肠病的效果。不同患者可能有完全不同的遗传背景，是否可以耐受粪菌移植也是需要重视的一个问题。

部分患者可能认为，相对于其他治疗方法，粪菌移植的安全性更高。实际上，粪菌移植仍存在一些安全性相关的问题。2019 年 6 月，美国 FDA 曾报道一例粪菌移植后死亡的病例。该病例是一名免疫功能低下的成年人,死亡是由治疗过程中出现的一种多重耐药菌引起的,而这种耐药菌来自一位粪便捐献者。

目前,关于粪菌移植治疗炎症性肠病的效果,尚无足够的大样本数据,同时安全性数据也需要进一步扩大,相关的供体来源也需要有更明确的标准。因此,粪菌移植治疗炎症性肠病仍属于一种辅助方法。

(乔宇琪)

问题 48 中药/针灸能治疗溃疡性结肠炎或者克罗恩病吗?

中医中药是中华文化的瑰宝,那么中药/针灸能治疗炎症性肠病吗? 中医中药在炎症性肠病的治疗中发挥了一定的作用。尽管缺乏大型随机对照研究,但在真实世界研究中,一些中医中药对炎症性肠病有不错的治疗效果。

中医的辨证论治大致将炎症性肠病分为大肠湿热证、热毒炽盛证、寒热错杂证、肝郁脾虚证、阴血亏虚证等。不同的证候,临床表现不同,使用的药物成分也会不同。因此,需要专业的临床中医师判断后进行辨证施治。从这点来看,中医的诊治更多地取决于临床中医师的经验,相关的临床研究较少。如青黛等一些中药,在部分研究中具有较为肯定的疗效。与中医辨证论治相比,临床患者接触到的成药更多。在《2017 溃疡性结肠炎中医诊疗专家共识意见》[①]中提到,虎地肠溶胶囊、补脾益肠丸、

---

① 张声生,沈洪,郑凯,等. 溃疡性结肠炎中医诊疗专家共识意见(2017)[J]. 中华中医药杂志,2017,32(8):267-271.

固本益肠片、肠胃宁片、固肠止泻丸、龙血竭片、结肠宁（灌肠剂）、锡类散、克痢痧胶囊等在临床上均有应用，但这些药物也需要在有经验的临床中医师指导下使用。中医肛肠科对克罗恩病肛瘘的治疗也有其独到之处。

中医认为，针灸是溃疡性结肠炎的可选择治法。根据《2017 溃疡性结肠炎中医诊疗专家共识意见》，穴位多取中脘、气海、神阙等任脉穴位，脾俞、胃俞、大肠俞等背俞穴，天枢、足三里、上巨虚等足阳明胃经穴位，三阴交、阴陵泉、太冲等足三阴经穴位。需要有经验的针灸医师进行判断和选择，采用针、灸或相结合的方法。

目前，常采用中西医结合的方法治疗炎症性肠病（如溃疡性结肠炎）。在使用糖皮质激素灌肠的同时，常加用锡类散和云南白药进行联合治疗，以达到更好的治疗效果。另外，在全身静脉应用糖皮质激素和免疫抑制剂的同时，也可配合使用中医、中药进行辅助治疗。

目前，中医中药在国内炎症性肠病治疗中有较为广泛的使用，与目前的西医诊治相辅相成，为病患提供了更多的选择。

（乔宇琪）

问题 49　肛周病变的中医常规治疗有哪些？

中医中药在肛周病变治疗中有着独特的作用。肛周病变是克罗恩病的一个重要标志，肛周病变是否活动也是观察疾病是否缓解的一个重要指标。肛周病变通常需要内外科综合治疗，那么中医在肛周病变的治疗方面有何独到之处呢？

　　克罗恩病的肛周病变主要包括肛瘘和肛周脓肿。肛周脓肿是直肠肛门附近软组织急性化脓性炎症所形成的脓肿。肛周脓肿通常由感染引起，但在克罗恩病患者掺杂着各种免疫相关因素，一些患者可以在此基础上形成迁延不愈的肛瘘。肛周脓肿的主要治疗方法是外科切开引流，在这一点上，中西医并无本质区别。克罗恩病的肛瘘也是如此，但克罗恩病的肛瘘仅凭借外科治疗是远远不够的。由于其发病机制复杂，涉及相关的免疫机制，所以需要同时配合药物治疗方能缓解。其中，中医药能帮助促进肛周病变的愈合。

　　中医讲究辨证施治，对于血热肠燥、阴虚津亏、气滞血瘀等不同的中医分类，分别辅以相应的中药，可以帮助患者早日获得疾病缓解。另外，中医的局部治疗也具有特色。通过熏洗法，辅以局部敷药治疗，改善患者的局部症状。一些单方成药对肛周病变也有一定的疗效。

当然,克罗恩病的肛周病变仅凭中医治疗是不够的,对原发病的治疗也至关重要。对中医中药治疗的选择,也应咨询有经验的中医师,对不同中医分类的病变予以对应的辨证施治,而自行在家使用中医中药治疗肛周病变的方法并不可取。

(乔宇琪)

问题50　我只服用中药或者用针灸能治疗炎症性肠病吗?

对炎症性肠病需要采取综合治疗的方法,中药或者针灸是治疗的组成部分。目前,炎症性肠病的治疗目标已经发生了很大变化,从以往的症状缓解逐步过渡到黏膜愈合，更进一步需要达到透壁愈合或组织学愈合。在该背景下，强调某种特定治疗的效果显然是不可取的。

随着炎症性肠病的治疗进入生物制剂时代，越来越多的新药涌现出来。与此同时，糖皮质激素、免疫抑制剂、5-氨基水杨酸类等传统治疗药物仍然在发挥着它们的作用。中医是我们的国之瑰宝，在治疗肠炎的领域也有很长的历史。无论是汤药、成药，还是针灸和局部治疗，对炎症性肠病均有一定的治疗作用。目前，也有不少的中医治疗炎症性肠病的相关指南，为中医药治疗炎症性肠病提供了可靠的依据。

但无论是西医还是中医，都存在一定的局限性。例如，生物制剂治疗炎症性肠病，尽管有尚佳的表现，但仍有部分病患的治疗效果欠佳。从现有的数据来看，通过生物制剂单药治疗最终达到黏膜愈合的患者比例不到 50％。因此，即使在生物制剂时代，传统治疗仍然不能被完全替代，其中也包括中医中药治疗。

中医中药讲究辨证施治，对不同类型的病症常有不同的判断。因此，对中医师的经验要求比较高。一些中药的品种也被研究证实有治疗炎症性肠病的作用。尽管对一些中成药和美沙拉秦做过疗效比较研究，但目前涉及中药的大型随机对照研究仍然不多。即便如此，中医、中药在炎症性肠病治疗中仍然占据重要地位，特别是在肛周病变、直肠炎症的局部治疗方面，一些中药局部制剂有非常好的疗效。

我们常说："黑猫白猫，抓到老鼠就是好猫。"无论西医治疗还是中医治疗，都有其适应的特定患者群体。但有一点是肯定的，对于存在疾病进展高危因素的患者，以及中重度炎症性肠病患者，仅选择中医中药治疗是不够的。根据患者病情，有必要制定个性化的诊疗方案。对于存在高危因素的病患，及时使用糖皮质激素、生物制剂有积极的作用。

另外，对治疗效果的评估也是至关重要的。即使是轻中度的溃疡性结肠炎，在治疗过程中也有疾病范围扩大的可能。无论是中医还是西医，都需要密切监测治疗效果。

（乔宇琪）

问题 51　什么样的情况需要到医院复查？

炎症性肠病患者需要定期到医院复查，但患者常常有各种各样的疑惑，比如我应该什么时候来复诊，什么时候来验血，什么时候复查肠镜等。实际上，根据疾病情况和用药的不同，患者的复查频率和检查项目也会有所差异。来院复查一般分为以下几种情况。

第一种情况，药物不良反应的监测。无论是糖皮质激素、免疫抑制剂还是生物制剂，使用过程中都会遇到药物不良反应的问题。例如，硫唑嘌呤是炎症性肠病治疗的常用药物，无论是单药使用还是联合治疗，都能发挥一定的作用。但硫唑嘌呤使用过程中容易出现白细胞计数减少、脱发、肝肾功能受损等问题，也有患者出现药物性胰腺炎，因此在开始用药的第 1 个月，通常需要每周或每 2 周一次监测白细胞计数水平。即使是相对安全的 5-氨基水杨酸类药物，在开始用药的前 2 周也需要进行类似的监测；其后，监测时间可以逐渐延长。生物制剂使用时的不良反应监测更应引起重视，因此有必要定期到医院复查相关指标。对一些药物长期使用过程中可能产生的不良反应也需要定期监测，例如乙肝、结核、肿瘤等。

第二种情况，治疗效果监测。炎症性肠病的治疗不是一劳永逸的，一些患者对治疗的反应效果好，有一些患者治疗的反应效果不好，也有一些患者的情况介于两者之间。对药物疗效的评估就显得至关重要。一般而言，选择某种方案开始治疗后的 3～6 个月，都需要对治疗效果进行评估，以及时调整治疗方案。评估时间的早晚首先取决于患者的临床表现。对于较为稳定的患者，首次疗效评估的时间一般在开始治疗半年左右。对于好转不明显或疾病持续活动的患者，评估的时间需要相应提前。根据疾病的不同，评估的项目也会有所区别，一般以内镜和影像学评估为主，结合相关的临床指标。

第三种情况，肠道肿瘤监测。随着疾病病程的延长，炎症性肠病相关的结直肠肿瘤发病率也会相应上升，其发生率也会高于一般人群。因此，在病程到达一定年限的患者，即使疾病处于缓解期，也应定期进行结直肠肿瘤筛查。我国的炎症性肠病指南推荐，对起病 8～10 年的所有溃疡性结肠炎患者，均应行一次结肠镜检查。累及结肠的克罗恩病，筛查方法也是类似的。对于特定类型的炎症性肠病，例如合并原发性硬化性胆管炎的患者，需要在炎症性肠病诊断的第 1 年开始进行结直肠肿瘤的筛查。如患者的直系亲属有罹患结直肠肿瘤的病史，则筛查时间需要提前。

（乔宇琪）

📷 问题 52　多长时间需要做一次肠镜？

　　结肠镜检查是炎症性肠病患者的基础检查之一。无论是炎症性肠病的诊断还是随访，结肠镜检查都至关重要。由于结肠镜检查需要在检查前进行肠道准备，检查时患者存在一定痛苦，一些患者需要进行麻醉检查，所以受到一些患者的抵触。那么究竟多长时间需要做一次结肠镜检查呢？

　　结肠镜检查的目的包括诊断、评估及肿瘤筛查等。对于没有结肠及末端回肠受累的炎症性肠病患者，结肠镜检查除初次诊断的需要外，在疾病活动性评估中的价值并不大。对于这些患者而言，只要与普通人一样进行结肠镜肿瘤筛查和随访，并没有必要增加检查和随访的频率。这些患者的常规疾病评估更多地需要依靠影像学检查或小肠内镜检查。

　　除初次诊断时需要完成结肠镜检查外,结肠镜检查也是评估疾病活动度的一个重要工具。根据《中国消化内镜技术诊断与治疗炎症性肠病的专家指导意见》,对溃疡性结肠炎,建议诱导期第 3 和 4 个月行内镜复查;维持早期,第 6～12 个月行内镜复查;长期维持稳定期,每 12～24 个月行内镜复查。克罗恩病患者的内镜复查相对更为复杂,除结肠镜检查外,对合并上消化道病变者,建议 3～6 个月后复查胃镜,或由临床医生根据情况决定。对采用激素-免疫抑制剂治疗者,12 个月后复查全结肠镜或小肠内镜。对采用生物制剂治疗者,6～9 个月后复查内镜。根据复查结果判断疗效，并决定后续内镜复查时间①。对症状活动的患者，一般会根据病情将评估时间相应提前。因此，症状活动的患者需要及时就医，以了解是否需要复查结肠镜。

病程超过 8 年的炎症性肠病患者需要进行结直肠肿瘤筛查。对于合并原发性硬化性胆管炎的患者，自发现开始，每年都需要进行结肠镜肿瘤筛查。溃疡性结肠炎累及全结肠的患者，自起病 8 年应行一次结肠镜检查，每 1～2 年检查一次。对累及左半结肠的患者，自起病 10 年应行 1 次结肠镜检查，每 1～2 年检查一次。如果连续 2 次结肠镜检查无异常，则可以将监测频率

---

① 中华医学会消化病学分会炎症性肠病学组. 中国消化内镜技术诊断与治疗炎症性肠病的专家指导意见[J]. 中华炎性肠病杂志，2020,4(4):283-291.

延长到每 2～3 年一次。对克罗恩病累及
结肠的患者,结直肠肿瘤筛查的策略与溃
疡性结肠炎是类似的。

（乔宇琪）

问题 53　能用影像学检查代替肠镜复查吗？

影像学检查和内镜检查都是炎症性肠
病评估的重要手段。由于两者检查特点不
同,所以难以完全互相取代。从检查方法
而言,内镜检查和影像学检查获得图像的
方法不同。内镜检查通过软镜直接进入肠
腔进行腔内实时拍摄,并配合组织学检查,
对疾病进行诊断和评估。而影像学检查设
备不直接进入患者体内,采用体外扫描的
方式再由电脑进行重建成像。与内镜检查

相比，影像学检查难以观察肠黏膜细节，也难以进行组织学活检。

内镜检查和影像学检查都可以用来评估疾病的活动性，但目前，内镜检查仍为判断炎症性肠病活动性的金标准。通过内镜检查可以直观地观察肠黏膜的各个细节，并对肠黏膜炎症的受累范围、溃疡面积进行评估。同时，可以通过组织学活检来判断患者是否存在组织学疾病活动。但内镜检查也有其局限性，比如对存在潜在梗阻或包裹性穿孔的患者，内镜检查具有较大的风险。存在肠梗阻的患者肠道准备困难，部分患者的狭窄部位内镜无法通过，难以完成内镜检查。对于存在包裹性穿孔的患者，内镜检查会进一步加重病情。对这些患者而言，影像学检查为判断疾病严重程度的主要手段。

除疾病评估外，内镜检查还承担肿瘤

筛查的功能。通常情况下,影像学检查不能完整提示肠壁和肠黏膜的细节,对早期出现的癌前病变的筛查作用较弱,也没有办法对病灶进行相应的组织活检,对疾病性质的判断存在一定的不足。在这一点上,即使是现有最高级的影像学检查,也不能代替内镜检查。炎症性肠病患者,当病程超过 8 年时,肠道肿瘤的发生风险会有较大的增高。因此,有必要定期进行内镜检查,而不能用影像学检查替代。但前面也提到了,当部分患者存在肠腔狭窄或者其他肠镜检查禁忌证时,影像学检查也成为主要的排查手段,尤其是存在肠腔狭窄的患者,必要时需要增加监测频率。

内镜评估也存在一定的局限性,小肠镜检查由于检查过程复杂,所以通常不作为评估使用,普通结肠镜最远只能探及回肠末端。对于病变范围广泛且累及小肠的克罗恩病患者,仅依靠结肠镜检查来判断疾病活动性是不够的。此时,影像学检查可作为内镜检查的有效补充。

(乔宇琪)

问题 54　怎么判断疾病是否处于缓解期?

判断炎症性肠病是否缓解有几个维度。早期,由于各类检查比较少,所以一般以临床症状来判断疾病是否达到缓解。从常见的溃疡性结肠炎和克罗恩病的活动性评分来看,无论是临床上用于克罗恩病的 CDAI 和 HBI 评分,还是用于溃疡性结肠炎的 Mayo 评分和 Truelove-Witts 评分,临床症状和体征都占了很大的权重。因此,临床症状和体征的缓解是炎症性肠病缓解的一个基础指标,对于克罗恩病和溃疡性结肠炎均是如此。近年来，患者报告结局（patient-reported outcome，PRO）越来越多受到重视，也是临床研究的重要结局之一。PRO 与医护判断病患的情况不同，不仅包括患者的症状，而且也包括患者的身心状态和社会活动的功能状态，因此相较于临床症状和体征的判断又进了一步。

除患者的症状和体征以外，实验室指标也是判断疾病是否处于缓解期的重要标志。C 反应蛋白是临床上常用的一个判断疾病活动性的指标，在患者存在全身炎症的情况下，C 反应蛋白水平可以升高。C 反应蛋白也有一定的局限性。通常，任何原因引起的炎症反应都可以导致 C 反应蛋白升高，因此 C 反应蛋白并不具有特异性。红细胞沉降率（即血沉）也具有类似的作用，特别是在溃疡性结肠炎患者中，红细胞沉降率是判断疾病活动性的一个重要指标。同样，红细胞沉降率也不具有特异性。在各类风湿血液系统疾病中，均可以发生红细胞沉降率升高的情况。粪钙卫蛋白是特异性相对较高的一个检测指标，对肠道炎症有较好的指示作用，可以用于鉴别肠道炎症性疾病和肠道功能性疾病。粪钙卫蛋白与肠道黏膜愈合的一致性比较好，因此也被作为评估肠黏膜愈合的一个重要参考指标。

内镜和影像学缓解，是目前判断炎症性肠病是否缓解的比较准确的两种方法。通过内镜检查可以直观地观察肠黏膜是否还存在炎症、是否存在溃疡，以此判断治疗是否有效、疾病是否缓解。在此基础上也衍生出相关的内镜评分，可以帮助我们更加客观地了解肠黏膜愈合的情况。如果配合组织学活检，则可以进一步评估肠黏膜的组织学愈合情况。影像学是评估疾病是否缓解的另一种手段，这是因为结肠镜的检查范围有限，对于疾病累及小肠的患者，结肠镜检查不能完全覆盖，而影像学检查尤其肠道磁共振检查可以弥补这一不足。影像学检查的另一个优势是可以评估肠道是否达到透壁愈合，这也是未来炎症性肠病治疗所期望达到的一个目标。

（乔宇琪）

📷 问题 55　一定要达到内镜黏膜愈合吗？

黏膜愈合是炎症性肠病治疗的一个重要目标，近年来越来越受到重视。但是，是否所有的炎症性肠病患者一定要达到黏膜愈合？临床症状好转是不是就意味着疾病缓解了？实际上，临床症状的好转并不能完整反映肠道炎症情况。由于肠道炎症与症状并不完全对应，所以除症状缓解外，肠道炎症的缓解也是反映炎症性肠病愈合的重要指标。

评价肠道炎症缓解的金标准就是内镜检查，内镜检查可以直观地反映肠黏膜的情况，通过内镜检查可以直接观察肠道黏膜是否存在炎症、溃疡或狭窄。在此基础上形成的临床决策可以更为准确。

达到黏膜愈合有什么好处呢？首先，黏膜愈合意味着疾病真正的缓解。大多数情况下，黏膜愈合的患者可以有更好的生活质量，使疾病对生活、工作、学习的影响降到最低，有部分患者的生活质量可以接近正常人。其次，黏膜愈合的患者未来复发的风险更低。不少临床研究提示，达到黏膜愈合的患者更不容易出现复发等疾病活动的情况。黏膜愈合也可以减少手术和并发症的发生。

那如何才能达到黏膜愈合呢？与传统的临床症状缓解不同，黏膜愈合是一个更重要的缓解要求，需要通过定期的肠镜评估和药物调整来达到。其中蕴含了"达标治疗"的概念。达标治疗最早是在糖尿病、高血压等慢性疾病治疗中提出的，例如通过治疗，使血压、血糖控制在某个标准之内，后来逐渐推广到其他慢性疾病的治疗。在炎症性肠病，黏膜愈合就是一个重要的治疗目标，但达到黏膜愈合也不是一蹴而就的。一般在开始治疗的半年内，那么需要对治疗效果进行 1 次完整的评估。如果内镜评估没有达到黏膜愈合，那么需要考虑优化或者调整原有的治疗方案。对于达到黏膜愈合的患者，通常会继续维持原治疗方案。

对已经达到临床缓解但没有达到黏膜愈合的患者，仍有必要调整治疗方案。目前，炎症性肠病的整体治疗观念逐渐从最初的症状缓解发展到黏膜愈合,同时有较好的生活质量。对于有机会达到黏膜愈合的患者,黏膜愈合仍是医患双方共同追求的治疗目标。现在炎症性肠病的新药也在逐年增加,相信在不远的将来,可以有更多的患者达到黏膜愈合。

（乔宇琪）

问题 56　钙卫蛋白需要检查吗？频率是多少？

钙卫蛋白是 S-100 蛋白家族的钙和锌结合的一种蛋白,主要存在于中性粒细胞和整个人体中,占中性粒细胞胞质溶胶可溶性蛋白质含量的 60%。粪钙卫蛋白是粪便中钙卫蛋白的生化测量值。粪便中钙卫蛋白的存在是中性粒细胞因炎症过程迁移到胃肠道组织的结果。粪钙卫蛋白浓度与肠道炎症有良好的相关性，被用作胃肠道疾病的生物标志物。

近年来，随着粪钙卫蛋白检查的广泛开展，这个指标已经成为炎症性肠病评估的一个常规指标。有研究显示，粪钙卫蛋白的水平与肠道炎症有很高的一致性。因此，粪钙卫蛋白水平可以很好地反映肠道炎症和黏膜愈合的情况。由于内镜检查属于有创检查，需要进行肠道准备，且检查过程有一定痛苦，对于一些病友来说是一件较难受的事情，所以对于一些症状活动不明显的患者，在一些特定情况下，我们会采用粪钙卫蛋白检查作为结肠镜检查的补充，但这并不意味着粪钙卫蛋白检查可以取代结肠镜检查。尽管粪钙卫蛋白与炎症性肠病的疾病活动显著相关，但如果实验室使用低钙卫蛋白临界值，则粪钙卫蛋白可能会出现假阳性，非甾体抗炎药的摄入也会增加钙卫蛋白值。另外，取样不规范等问题也可能影响粪钙卫蛋白检查结果的稳定性，造成结果不准确。

那么如何在临床上应用粪钙卫蛋白检查呢？粪钙卫蛋白检查是内镜检查的一个有效补充。通常将内镜检查用于炎症性肠病诊断，这个功能并不能被粪钙卫蛋白所代替，但粪钙卫蛋白检查可以帮助鉴别肠道炎症和肠易激综合征，以此来了解患者是否需要进行肠镜检查以明确诊断。同样，在疾病确诊的情况下，粪钙卫蛋白对于疾病和肠黏膜的活动性有一定的判断作用，但从粪钙卫蛋白检查的机制来看，它本身也不是特异性的。因此，对特定的患者仍需要进行结肠镜检查。对于近期做过结肠镜检查且情况稳定的患者，粪钙卫蛋白检查可以作为一个有效补充，确实有比较好的提示作用。特别对于症状缓解但未达到黏膜愈合的患者，粪钙卫蛋白检查可以很好地提示疾病是否处于活动期。

粪钙卫蛋白检查通常在两次常规内镜检查之间进行为宜，例如初治的患者需要 3～6 个月复查结肠镜，部分患者在 3 个月时就可以进行一次粪钙卫蛋白检查，以了解结肠镜复查是否需要提前。对于情况稳定、每年定期复查结肠镜的患者，每 3～6 个月一次的粪钙卫蛋白检查可以帮助了解疾病是否存在复发。

（乔宇琪）

问题 57　为什么有的时候做肠道 CT，有的时候做肠道磁共振？

常见的肠道影像学检查包括肠道 CT

和肠道磁共振，这两种影像学检查在炎症性肠病中较为常用。与内镜检查相比，影像学检查属于无创检查，患者检查时的痛苦相对较少。同时，影像学检查的覆盖范围更广，可以观察小肠的病灶，也可以发现一些肠外病变。那么肠道影像学检查应该如何选择呢？

肠道影像学检查不同于传统的影像学检查，通常需要服用肠道造影剂（复方聚乙二醇散）使肠腔充盈，同时配合增强 CT 或者增强磁共振进行检查。这样的做法可以更好地显示肠壁、肠腔和肠道周围血管、软组织的各种细节。那么，肠道 CT 和肠道磁共振又有什么区别呢？

CT 检查全称为计算机断层扫描，是一种计算机化的 X 射线成像程序，由一束窄 X 射线束对准患者并快速围绕身体旋转，产生可由机器计算机处理的信号，生成身体的横截面图像"薄片"，这些"薄片"被称为断层图像。计算机收集了许多连续的"薄片"，它们就可以以数字方式"堆叠"在一起，形成患者的 3D 图像，从而更容易识别和定位基本结构以及可能的异常。肠道 CT 是在传统 CT 检查基础上形成的一种针对肠道的影像学检查，它具有扫描速度较快、伪影较少的特点。肠道在检查过程中会存在蠕动、位移等问题，而肠道 CT 受此影响相对较小，对病灶的显示更为清晰。肠道 CT 检查属于 X 射线检查，它的辐射问题也会受到关注。CT 检查的辐射量大于普通 X 线摄片检查，因此 CT 检查主要用于疾病的诊断，而不推荐用于常规的疾病随访。

磁共振成像（MRI）是另一种医学成像程序，也用于形成身体内部结构的图像。MRI 扫描通过强磁场和无线电波（射频能量）来制作图像。MRI 图像中的信号主要来自体内脂肪和水分子中的质子。在 MRI 检查期间，电流通过线圈在患者体内产生临时磁场，再由机器中的发射器/接收器发送和接收信号，用于形成扫描区域的数字图像。相较于 CT 检查，MRI 检查没有辐射，更适合用于常规随访。但典型的 MRI 扫描持续 20～90 分钟，肠道磁共振检查时间相对较长。在长时间的检查过程中，不可避免地存在肠道的蠕动和位移。因此，形成伪影的概率要相对高于 CT 成像。肠道磁共振常用于炎症性肠病，特别是累及小肠的克罗恩病患者的随访。尽管其图像显示细节不如肠道 CT 检查，但其没有辐射，对人体的损伤更小。

（乔宇琪）

问题 58　肛瘘磁共振和肠道磁共振有什么区别，为什么有的时候都要做，可不可以一起做？

从本质上来说，肛瘘磁共振和肠道磁共振是两个不同部位的磁共振检查。有的病友会问，炎症性肠病是肠道疾病，为什么要做肛瘘磁共振检查？其实，肛瘘本身就是炎症性肠病的一种表现。在克罗恩病患者中，有很大一部分患者以肛瘘起病或者在发病过程中出现肛瘘。有些肛瘘由于没有形成肛周脓肿，并没有明显症状，所以不通过影像学检查，一些肛周病变难以被发现，而肛周病变又是克罗恩病诊断的重要依据，肛周病变的愈合也是克罗恩病疾病好转的一个重要标志。因此，肛瘘磁共振检查就有其必要性，是随访复诊中的一项重要检查。

那肠道磁共振和肛瘘磁共振是不是一回事，能不能互相取代呢？肠道磁共振和肛瘘磁共振除都是磁共振检查外，实际是两种不同的检查。肠道磁共振主要的检查对象是腹腔内的小肠组织，而肛瘘磁共振的主要检查对象是肛周组织，两者的检查范围不能相互覆盖。肠道磁共振主要用于评估炎症性肠病，尤其是小肠克罗恩病的疾病活动性。克罗恩病常累及小肠，而常规的结肠镜检查难以检查小肠。小肠镜则因检查过程复杂而通常不用于随访评估。肠道磁共振具有无辐射、覆盖肠道范围较大的特征，所以常被用于小肠检查，有时也会被称为小肠磁共振检查。目前，对炎症性肠病的治疗目标越来越高，尤其是克罗恩病，透壁愈合已经成为疾病缓解的一个重要标志。定期进行肠道磁共振检查，评估小肠炎症的好转和愈合情况，是十分有必要的。

肠道磁共振和肛瘘磁共振是否可以一起做？肠道磁共振和肛瘘磁共振的准备工作不同，扫描方式和所需时间也有差异。尽管都是磁共振检查，但通常是分开的两项不同检查。但考虑到患者的实际情况，这两项检查常常会安排在一起，以方便患者进行检查。

肠道磁共振和肛瘘磁共振主要用于克罗恩病患者的评估；而对溃疡性结肠炎患者的评估仍主要依靠结肠镜检查。实际情况下，不排除部分溃疡性结肠炎患者合并肛瘘的情况，因此在溃疡性结肠炎诊断和随访中，有时也会用到肛瘘磁共振检查。溃疡性结肠炎由于病变主要累及结直肠，所以大多数情况并不需要进行肠道磁共振检查来评估病情。另外需要注意，部分炎症性肠病中心的肠道磁共振检查涵盖小肠和结肠。在这种情况下，肠道磁共振成像不仅可以检查小肠，而且可以检查结肠，这就给患者带来了一次检查同时覆盖小肠和结肠的便利。

（乔宇琪）

问题 59　我是溃疡性结肠炎患者，这几天大便中带血了，是不是疾病复发了？

黏液脓血便是溃疡性结肠炎患者的一个重要表现，也是疾病活动的一个标志。溃疡性结肠炎患者大便带血是不是就意味着疾病复发？这不是一个简单的问题。我们知道，大便带血的原因有很多，小到痔疮、肛周组织破损，大到结直肠恶性肿瘤，都可以出现大便带血。因此，即便是溃疡性结肠患者出现大便带血，也需要进行综合判断，而并不能直接定义为疾病复发。

黏液脓血便的出现是溃疡性结肠炎复发的一个表现，但所谓的黏液脓血便很难通过肉眼直接鉴别。因为大多数时候患者看到的就是大便带血，并没有其他特征。如果同时伴有大便次数增多、大便不成形、发热等表现，就需要引起重视了。大便常规和隐血检查也很重要。大便常规通常建议送检带有可见血的样本，更有助于判别检验结果。大便常规中出现白细胞，提示出现肠道有炎症的可能性比较大。粪钙卫蛋白也可以帮助判断肠道是否出现了炎症，送检时应以粪质为主。当出现黏液脓血便时，也需要排除感染因素导致的感染性肠炎。当然，感染本身也是溃疡性结肠炎复发的重要诱因。

对于偶发的大便带血，应该怎么对待

呢？最好的方法是密切观察。对于单次偶发的大便带血，实际上很难直接鉴别原因，后续常难以通过粪便检测发现问题。有时，所谓的大便"带血"也会受食物因素的干扰，例如红色米苋、红色火龙果等。因此，对于偶发的大便带血，应当通过观察和大便常规＋隐血检查加以鉴别。如果存在实在难以鉴别的情况，也可以考虑复查肠镜。对于溃疡性结肠炎患者，偶发大便带血也有可能不是疾病活动造成的，因此要客观理性地对待。

对于反复大便带血的患者，无论是否黏液脓血便，都需要引起重视。因为大便带血本身就是一项报警症状，报警症状提示患者可能存在肠道器质性疾病。这些器质性疾病通常需要通过肠镜检查来鉴别诊断，但是否适合肠镜仍需要消化内科或内镜医生来判断。对于出现明显便血的患者，需要谨慎选择肠镜检查的时机，以免在肠道准备时出现便血加重。

（乔宇琪）

问题 60　我是克罗恩病患者，这几天腹痛了，是不是梗阻了，还是穿孔了？ 要不要去医院？

腹痛是克罗恩病患者的常见临床症状。引起腹痛的原因有很多，梗阻、穿孔都有可能引起腹痛。那是不是克罗恩病患者一旦出现腹痛就要去医院？ 对于出现持续腹痛的患者，确实是这样的。持续性腹痛常常意味着克罗恩病患者出现了不能自动解除的状况，这些状况往往由器质性病变引起。特别是已知有狭窄或包裹性穿孔的患者，在出现腹痛的情况时，应当及时到医院就诊。另外，患者若有急性腹痛，往往也需要及时到医院就诊，以排除急性器质性病变的可能。对于可以自行缓解的腹痛，也不应当掉以轻心，特别是反复发作、缓解的腹痛。疾病活动本身就可以引起腹痛，这种腹痛通常不剧烈，但可能反复出现。这种情况也需要及时到医院完善检查，以调整治疗方案。对于可以快速缓解的一过性腹痛，过后不再复发，则可能是一些功能性问题引起的。

梗阻引起的腹痛往往与进食有较大的关系，特别是那些已知存在肠腔狭窄的患者，更需要引起足够的重视。部分存在肠腔狭窄的患者由于平时症状不明显，所以常常不注意饮食，可能进食较多固态食物。如食物无法顺利通过狭窄部位，常可导致不全肠梗阻发生。对于存在严重狭窄的患者，梗阻可能无法解除，部分患者甚至需要手术来解除梗阻。

穿孔是克罗恩病患者的另一个严重的并发症。克罗恩病患者可以表现穿透型的透壁炎症，由于肠壁全层受损，常导致肠壁薄弱，所以在一些患者可能导致穿孔。急性穿孔可以引起非常剧烈的急性腹痛，患者腹部常常拒按，有明显的压痛和反跳痛等腹膜炎体征。一些慢性穿孔的患者，穿孔包裹时可能表现出局部的腹膜炎体征。无论是上述哪种情况，都需要立即就医。

克罗恩病患者遇到急性腹痛后应当如何处理？如遇到突发急性腹痛，首先应停止进食进水，并密切观察腹部症状变化。因为无论是梗阻还是穿孔，进食进水都会使疾病和症状加重。如观察过程中，如患者腹痛症状没有改善，或者反复或加重，应尽快就医。对于慢性、复发性腹痛，也应及时就医，明确原因，及时调整治疗方案。

（乔宇琪）

问题 61　我在疾病缓解期，这几天腹泻了，是不是疾病复发了？

不一定。一般来说，炎症性肠病患者疾病活动期表现不一，溃疡性结肠炎患者的典型症状有腹泻、解黏液脓血便及腹痛（多为左下腹）；而克罗恩病患者则以右下腹痛或脐周痛为主要典型症状，可伴随腹泻或者不伴有腹泻症状。

在临床上可引起腹泻的原因有很多，比如最常见的原因是肠道细菌感染，多由进食受病原菌污染的食物引起。但在日常生活中所谓"吃坏了"的情况中，也有的是由某种食物过敏造成的，常见食物有花生、芒果、禽蛋类等；也有的是由胃肠道功能紊乱后造成的，比如一顿"过瘾的"自助餐或火锅后；或近期有引发情绪紧张的重要考试、工作环境或者人际关系等。还有些腹泻与进食某类或某种特定食物有关，如：乳糜泻患者在进食面食或含有麦麸类食物后腹泻明显加剧；乳糖不耐症的患者在喝下牛奶不久后即可感到腹胀、腹部肠鸣音亢进，甚至周围的人也能听见，继而出现腹泻。有些腹泻是全身性疾病的一部分，如甲状腺功能亢进、红斑狼疮、多发性骨髓瘤等。还有些腹泻与药物相关，比如中成药中的清热类药物、利胆药、降糖类药物、促动力药物、抗抑郁药等。有肠段切除手术的患者，特别是包含回盲瓣右半结肠切除的患者，在日常生活中也容易发生腹泻，这是因为作为粪便最后形成的包装车间——结肠不仅"工作区域"小了，而且因为回盲瓣这个阀门的缺失，造成小肠里的大量粪液倾倒大大超过了结肠回吸收的能力。在临床上，胆囊切除后的患者也易出现腹泻，这是由于缺少了胆囊这个储存胆汁的仓库后，肝脏分泌的胆汁直接流入消化道，刺激肠道黏膜而引起腹泻。

炎症性肠病患者平时应仔细观察自身的症状表现，有条件的患者还可记录病情日记，注意饮食卫生，尽量保持心情开朗、情绪平稳、合理安排工作和休息。如果近期出现腹泻症状，可先自我分析一下原因，及时纠正可能的"肇事"原因，如果自己找不到原因，或者腹泻症状比较严重，则应及时到专科医院就诊，请医生通过相关检查来找到腹泻的病因。

（王天蓉）

📷 问题 62 为什么复查的时候经常要查胸部 CT？

当炎症性肠病患者出现病情变化而需要调整进一步治疗方案时，会被医生要求做较全面的检查，其中就包括胸部 CT。在炎症性肠病患者接受某种免疫调节剂或生物制剂治疗较长一段时间后，医生也会建议患者定期复查包括肺部 CT 在内的相关检查。由于炎症性肠病患者大多较年轻，多处于最佳育龄阶段，有些患者近期有生育计划，所以对肺 CT 检查很有些"抵触"。

一般来说，CT 是建立在 X 线技术基础之上的，CT 可以被理解为 3D 版的 X 线，现在的医疗 CT 技术将电离辐射剂量控制在安全范围之内，例如进行一次 X 线检查，受检者接受的辐射量仅为 0.01mSv，头颅 CT 平扫的辐射量为 $2\sim2.8$ mSv,胸部 CT 平扫的辐射量为 $5.7\sim8.0$ mSv,腹部及盆腔 CT 平扫的辐射量为 $10.0\sim14.4$ mSv,常规核医学全身显像的辐射剂量仅为 $4.2\sim5.9$ mSv,而这些辐射剂量远远低于 100mSv 的确定性辐射剂量。因此,偶尔一两次 CT 检查对人体的危害不是很大。当然,如果频繁地进行 CT 检查,那么对人体也是会有伤害的。因为 X 线的剂量可以在身体内积累,剂量过高就会大量破坏人体白细胞,使人体的白细胞数量减少,进而导致机体免疫功能下降。另外,X 线还可以对人体的性器官、眼球及甲状腺造成伤害。因此,我们在接受 X 线或 CT 检查时,应注意给非检查区域的重要部位穿上铅衣予以保护。

严重程度评估达中重度及以上的炎症性肠病患者,可能需要接受生物制剂或免疫调节剂诱导活动病变缓解,或已经处于缓解期维持治疗。而较长时期使用免疫调节剂或生物制剂的患者,存在感染机会增加的风险,比如合并支气管扩张症病史的患者可能感觉肺部感染更频繁发作,抗感染治疗的时间似乎也比以前明显增多了;诱发慢性传染病活动,比如有过结核感染史或存在隐匿性结核感染的患者出现肺结核活动的症状;甚至有引发恶性疾病的风险,比如淋巴瘤、胸腺恶性疾病的发生概率较一般人群有所增加。但临床上治疗决策的制定,始终遵守"两害相权,取其轻"的原则,这就要求医生要全面评估、详细掌握和理解患者的病情变化,在保障患者最大安全利益的情况下,为每位患者制定个性化的治疗方案。因此,在治疗过程中,用肺部CT 监测药物的"副作用"还是十分重要的。而病友们身边也最好备个"小本本"或完整保留好相关的检查单，记录下自己近期接受特殊检查的次数和结果，在医生们考虑如何制订医疗计划时，可以提醒医生们精减不必要的检查项目。

（王天蓉）

问题 63 为什么要检验生物制剂的浓度和抗体？

在规律使用某种生物制剂类药物或联合使用生物制剂时，多数炎症性肠病患者会被自己的主治医生们或专职炎症性肠病中心护士们提醒要定期复查该生物制剂的血药谷浓度及抗体。由于目前这项医学检查在国内大部分地区未被纳入医保，且检验价格较高，所以有患者不禁要询问："我们已经定期在医院里做内镜检查、影像学检查及各种实验室检查来监测炎症性肠病的活动情况，有必要再做生物制剂浓度和抗体检测吗？"

首先，我们来认识一下什么是生物制剂。生物制剂是应用基因生物工程技术提取的高活性多肽免疫制剂，一般来说是指一些特殊的抗体或者机体免疫、炎症调节分子天然抑制剂的重组产物，它具有免疫调节活性，能够良好地抗炎和阻止疾病进展，改善患者预后的效果。在炎症性肠病领域，应用广泛的生物制剂是英夫利西单抗。英夫利西单抗是由鼠 Ig 可变区及人 Ig 可变区组成的针对肿瘤坏死因子（TNF-α）的单克隆抗体，以细胞因子为靶向，特异性地针对炎症介质 TNF-α，阻止疾病的炎症进程，从而改善及控制炎症性肠病。那么何为抗药物抗体呢？通俗来讲，抗药物抗体就是单抗这类大分子药物进入人体后，人体自身可能会将其当做外来物质来排斥，也就是可能在体内引起免疫反应（即免疫原性），从而产生针对药物本身的抗体，即抗药物抗体，而药物抗体可与药物特异结合，并被免疫系统消除，从而可能使药物的清除率增高，长此以往，"药力"就下降了。

近年来，随着对炎症性肠病治疗管理水平的逐步提高，医生们对炎症性肠病的治疗目标由最初的帮助患者们短期控制一下较严重的症状表现，逐步提高为达到临床缓解、无激素临床缓解的状态。而随着生物制剂类药物用于临床治疗，医患们能追求更高的治疗目标，提出了黏膜愈合、深度缓解乃至改变炎症性肠病疾病进程的达标治疗目标。临床上有大量研究发现，炎症性肠病患者要获得黏膜愈合并达到深度缓解状态，需要体内保留一定浓度的生物制剂，并且要保留一段时期以上才行。定期做治疗药物监测（TDM），包括药物谷浓度监测和抗抗体监测，就十分重要了。就像家中装修时，装修师傅给地面找平一样，工人们做一块区域就与标准点对照调整一下，而不是等一整个房间都做好后再一起与标准点对照调整，因为后者的工作方式可能会大大提高前功尽弃的可能性和返工的代价。在临床治疗中，患者们可经不起"返工"，这就需要医生们拿着临床相关检查的"尺"，定期参照治疗药物监测，得到所推荐的血药谷浓度及抗抗体浓度的范围，来明确目前给予患者的个性化治疗是否得当，如果不能达到预期疗效，则应尽快做出调整。而治疗过程中的"找平调整"，我们称之为"优化治疗"，也是达标治疗过程中重要的一环。

（王天蓉）

📷 问题 64 红细胞沉降率、C 反应蛋白、饮食、排便等一切正常,是不是病情处于稳定期?

如果我们去买苹果,在挑选苹果时看见一个苹果表皮完整,没有霉烂、没有脱水发皱,那么我们能不能断言这就是一个好苹果呢? 有一定生活经验的你一定会说,这可不一定,好苹果不仅要好看,还需要切开看看里面是否有烂心、虫洞,最重要的是尝一下是否酸甜可口及符合你个人口味。同理,炎症性肠病患者如果临床表现上没有腹痛、腹泻等不适,饮食上也能如周围正常人群那样时不时去自己心仪的餐厅打卡,回来后似乎也没有严重不适,在医院里定期复查红细胞沉降率、C 反应蛋白等炎症活动检验指标,结果也基本在正常范围内,那么我们只能初步认为患者目前病情状态处于临床缓解期,但是临床缓解期并不是我们平时所认为的"疾病痊愈"了,也可能不是医生们所期望的疾病深度缓解状态。

炎症性肠病患者病情稳定状态的确定,不仅需要有临床症状的缓解,即治疗前或发病时的那些不适症状、肠外表现基本消失,而且要有临床实验室检验指标,特别是炎症活动相关的指标(如 C 反应蛋白、红细胞沉降率、粪钙卫蛋白等)恢复到正常范围之内。同时,我们还要通过做肠镜、肠道CT 或肠道磁共振检查、肛瘘增强磁共振等,甚至包括经口/经肛小肠镜检查,来确定炎症性肠病的活动度。只有结合内镜、病理学检查及相关影像学检查的结果,才能给炎症性肠病做一个"公正"的判定,这也才是一个实实在在的、能经得起"考验"

的判别。可能有患者在心中疑惑,要多经得起"考验"呀,有这必要吗? 有。比如育龄期炎症性肠病患者想要知道自己的身体状况,来决定是否进入备孕阶段,因为之前医生一直提醒,疾病活动期妊娠时可能增加生育不良事件的发生风险,妊娠期也可使部分临床缓解的患者再次陷入疾病活动状态,进而影响胎儿的发育。因此,能客观、全面、深入地评估炎症性肠病的疾病活动情况是很重要的一件"大事"。

(王天蓉)

问题 65　炎症性肠病患者可以接种新冠疫苗吗?

首先,我们需要肯定,炎症性肠病患者应该接种新冠疫苗;而新冠疫苗接种的最佳时机是尽早，或者在治疗方案转化前这段时期尽快安排。

目前，国内外针对新冠病毒的疫苗有多种制备方式，包括 mRNA 疫苗、复制失活载体疫苗、灭活疫苗和重组疫苗。对炎症性肠病患者来说，接种都是安全的。在我国大陆境内的疫苗类型主要是灭活疫苗和重组亚单位蛋白疫苗。灭活疫苗是指先对病毒或细菌进行培养，然后用加热或化学剂（通常是富尔马林）将其灭活。重组蛋白疫苗的整个生产过程是蛋白表达和纯化的过程，是没有活病毒的过程，生产过程较为安全，可以大规模生产。我国生产的 5 型腺病毒载体疫苗，以人源 5 型腺病毒（Ad5）为腺病毒疫苗载体，该腺病毒被广泛应用于重组基因治疗和疫苗载体。

一般来说，灭活疫苗需要接种两剂，这两剂之间的间隔要大于或等于 3 周，也就是说打了一针后的第 21 天可以去接种第 2 针（注：第 2 针应在 8 周内接种完，不能超过 8 周）。重组亚单位疫苗需要接种三剂，第 1 剂和第 2 剂的间隔，第 2 剂和第 3 剂的间隔，建议在 4 周及以上；第 2 剂尽量在接种首剂后 8 周内完成，第 3 剂尽量在接种首剂后 6 个月内完成。腺病毒载体疫苗只需要接种一剂，也就是说只要打一针即可。在人体感染新冠病毒后，腺体疫苗能及时地辨别出病毒，并产生一种防御功能，杀死新冠病毒，发挥保护作用。

炎症性肠病患者不应因为正在接受免疫调节治疗而推迟新冠疫苗的接种。接种新冠疫苗的炎症性肠病患者，如果处于接受口服或静脉用糖皮质激素治疗原发病的时期内，则接种疫苗的有效性有可能会下降。炎症性肠病患者无论是否接受免疫调节治疗，都可以安全地接种各种灭活疫苗，以预防相关疾病；而正在使用免疫调节治疗的炎症性肠病患者，则不应该接种活病毒疫苗，如果贸然接种，会在炎症性肠病患者体内引发产生疫苗反应，虽然免疫调节治疗可能会削弱部分反应；接受英夫利西单抗治疗的患者可以在用药当天或间歇期接种灭活疫苗，且疫苗的安全性和有效性不会降低。

（王天蓉）

问题66　使用生物制剂可以接种新冠疫苗吗？

目前在我国已经上市的，针对炎症性肠病治疗的生物制剂，包括英夫利西单抗、阿达木单抗、维得利珠单抗、乌司奴单抗等。生物制剂对人体固有免疫反应有一定的免疫抑制作用。相比于普通人，正在使用生物制剂的患者对各种病原体的抵抗力较弱。因此，正在使用生物制剂的患者如果要接种新冠疫苗，推荐优先选择灭活疫苗或重组亚单位疫苗。

当然，不同作用靶点的生物制剂对炎症性肠病患者接种新冠疫苗的作用也是不一样的，比如英夫利西单抗、阿达木单抗及乌司奴单抗可以对人体全身都产生作用，而维得利珠单抗则有高度肠道选择性。有一项来自英国的研究[1]纳入了800多例使用英夫利西单抗和400多例使用维得利珠单抗的炎症性肠病患者，对比他们在接种新冠疫苗后的血清转化率。结果发现，无论在接种RNA疫苗的患者还是腺病毒载体疫苗的患者，都可观察到英夫利西单抗治疗患者的平均抗新冠抗体浓度明显低于维得利珠单抗治疗的患者。而另一项英国的研究[2]中纳入了 1.1 万多名炎症性肠病患者，比较了分别使用英夫利西单抗、阿达木单抗与维得利珠单抗治疗的患者，在接种新冠疫苗后的抗新冠病毒抗体的浓度，同样也发现维得利珠组患者的抗体浓度明显高于英夫利西组患者和阿达木组患者。

那么是不是所有的炎症性肠病患者都可以在疾病的任何时期内接种新冠疫苗？2021 年 5 月颁布的第二版《新冠病毒疫苗接种禁忌和注意事项指引》建议，免疫系统疾病（系统性红斑狼疮、类风湿关节炎、干燥综合征等）的总体原则是谨慎接种。一般情况下，在病情稳定时可以接种新冠灭活疫苗和重组亚单位疫苗。

炎症性肠病也是一种自身免疫系统疾病。对于处于疾病稳定期且在接受规律生物制剂治疗的患者，建议如果时间允许，可以把疫苗接种的时间放在两次使用生物制剂之间。如出现不适，也能让主治医生们有时间去判断和处理。

参考文献

［1］Kennedy NA，Lin S，Goodhand R，et al. Infliximab is associated with attenuated immunogenicity to BNT162b2 and ChAdOx1 nCov-19 SASR-CoV-2 vaccines in patients with IBD［J］. Gut，2021，70(10)：1884-1893.

［2］Chanchlani N，Lin S，Chee D，et al. Adalimumab and infliximab impair SARS-CoV-2 antibody responses：results from a therapeutic drug monitoring study in 11422 biologic-treated patients. J Crohns Colitis，2022，16(3)：389-397.

（王天蓉）

问题 67 炎症性肠病患者可以接种疫苗吗？

疫苗是一种可以刺激人体免疫系统产生免疫反应的生物制剂，可在遇到真正的病原体时保护人体及时应对感染。其中，用细菌或螺旋体制作的疫苗亦被称为菌苗。国内常见的疫苗分为减毒活疫苗和灭活（死）疫苗两种。

减毒活疫苗含有弱化或减毒的病毒或细菌，在接种后会发生有限的复制，可以诱导人体免疫反应而不会引起疾病。常用的活疫苗有卡介苗、脊髓灰质炎疫苗、麻疹疫苗、鼠疫菌苗等。减毒活疫苗（病毒或细菌）发生的免疫反应与自然感染相似，因此只需要小剂量的疫苗接种即可，免疫保护时间长，通常一剂疫苗即可有效。

　　灭活（死）疫苗是先培养病原体，再通过加热或化学（通常是福尔马林）灭活来生产的疫苗。常用的灭活（死）疫苗有百日咳菌苗、伤寒菌苗、流脑菌苗、霍乱菌苗等。多糖（例如肺炎球菌多糖疫苗）、重组疫苗（乙型肝炎、人乳头状瘤病毒和带状疱疹亚基）和类毒素（例如白喉和破伤风）疫苗都属于灭活疫苗。灭活疫苗通常需要连续多次注射，才能提供足够的免疫保护。由于灭活抗原的免疫保护作用会逐渐减弱，所以需要定期注射或加强剂量来维持免疫保护作用。

　　由于缺乏疫苗接种知识、担心安全性、不清楚联系谁打疫苗，所以炎症性肠病患者的疫苗接种率低于一般人群，在西方国家也是如此。据最新的《美国国家健康调研》数据显示，尽管近年来美国炎症性肠病患者的疫苗接种率有所提高，但仍不理想，尤其每年流感和肺炎球菌疫苗接种率也是偏低的。在某些情况下，炎症性肠病的治疗药物（尤其全身性免疫抑制药物）也增加了严重感染和机会性感染的风险。通过提前接种疫苗，可以预防许多严重感染性疾病。炎症性肠病患者接种疫苗的最佳时间点是在疾病最初诊断时或需要转换治疗方案前的时期。只要有可能，应在开始免疫抑制治疗或全身用皮质醇激素之前接种疫苗，但也没必要因为疫苗接种而延迟对炎症性肠病的治疗。

（王天蓉）

问题 68　使用生物制剂可以接种疫苗吗？

近几十年来，生物制剂的出现和广泛使用彻底改变了炎症性肠病的治疗。

但在免疫调节治疗的同时，机会性感染是一个关键的安全问题。机会性感染给临床医生带来了特殊的问题，可能会造成很严重的后果，其通常难以识别，但发生率或死亡率难以忽视，并且缺少有效治疗。在临床上，应建议炎症性肠病患者在疾病诊断之初或接受生物制剂治疗前，就接受相关易感病变的疫苗接种。在受炎症性肠病困扰时间更长的欧美国家，这在临床治疗中已成为常规，并多次针对这个问题颁布临床治疗指南。2014年，欧洲克罗恩病与结肠炎组织（European Crohn's and Colitis Organisation，ECCO）更新了《炎症性肠病感染临床指南》，其中也包括最新版的使用免疫抑制治疗的炎症性肠病患者的疫苗接种策略（见附表一，有兴趣的朋友们可以参考）。

而随着我国罹患炎症性肠病的患者

数量增多，医生们对炎症性肠病的认识逐步深入，诊治水平逐步提高，也发现这类机会性感染对炎症性肠病长期规范治疗的危害性。如何以最低成本有效预防这类感染风险？接种疫苗不失为有效手段之一，并且可被较多炎症性肠病患者们所接受。总体来说，应考虑以下原则：①炎症性肠病专科医生应与患者讨论个体化的疫苗接种计划，为共同决策提供基础。疫苗接种计划应由社区医生、炎症性肠病团队和患者共同决定和实施。②建议在炎症性肠病疾病早期检查疫苗接种状态，然后每年检查一次，特别是对炎症性肠病特定疫苗的接种需要。③没有证据表明，炎症性肠病患者接种疫苗会引起炎症性肠病的暴发。④免疫抑制治疗可能会影响疫苗的成功接种。⑤如果有可能，最好在炎症性肠病疾病静止期接种疫苗,然后开始免疫抑制治疗。⑥如果在免疫抑制治疗期间接种疫苗,请选择免疫抑制最低的时期(考虑药物半衰期)。⑦病原体密切接触者接种疫苗是一项非常重要的"预防策略"。⑧在免疫抑制治疗期间,活疫苗接种通常被认为是不安全的,建议在免疫抑制治疗终止后至少等待 1～6 月再接种活疫苗。接种任何活疫苗的决定应根据具体情况进行考虑(附表二)。

附表一　炎症性肠病患者的疫苗接种计划建议

剂量、时间表和备注	疫苗类型	炎症性肠病诊断时立即接种	在诊断和随访期间	建议在免疫抑制治疗前使用
炎症性肠病患者特定疫苗接种计划				
灭活流感疫苗（3 价/4 价或高剂量）：根据临床指南，建议所有接受免疫抑制治疗的患者每年接种流感疫苗	灭活疫苗		是	是
带状疱疹重组疫苗（RZV）（首选）：建议所有年龄≥50 岁的患者接种；对于年龄<50 岁但带状疱疹感染风险增加的患者，也建议考虑接种	灭活疫苗			是

续表

	剂量、时间表和备注	疫苗类型	炎症性肠病诊断时立即接种	在诊断和随访期间	建议在免疫抑制治疗前使用
带状疱疹活疫苗（ZVL）	仅在 RZV 疫苗不可用且患者有必要接种时使用	减毒活疫苗		是	是
肺炎球菌结合物 13 价（PVC13）和多糖 23 价（PPSV23）疫苗	单剂 PCV13 疫苗，8 周后接种 PPSV 疫苗，5 年后接种 PPSV23 加强针。如果首先接种 PPSV23 疫苗，则在 1 年后接种单剂 PCV13 疫苗，并在 5 年后接种 PPSV 加强针	灭活疫苗	是	是	是

续表

剂量、时间表和备注	疫苗类型	炎症性肠病诊断时立即接种	在诊断和随访期间	建议在免疫抑制治疗前使用
甲型肝炎疫苗（Hep A） 根据不同国家临床指南的时间和剂量，考虑接种甲型肝炎疫苗	灭活疫苗		是	
人乳头瘤病毒疫苗（HPV） 2 剂或 3 剂，视年龄而定，适用于未接种疫苗的患者，男女均可	灭活疫苗	是	是	
乙型肝炎疫苗（乙肝） 三剂系列疫苗，根据患者的血清保护抗体水平，可能需要额外的加强针，应定期检查抗体滴度	灭活疫苗	是	是	是

239

续表

剂量、时间表和备注	疫苗类型	炎症性肠病诊断时立即接种	在诊断和随访期间	建议在免疫抑制治疗前使用
常规疫苗接种计划				
破伤风、白喉、百日咳（Tdap 或 Td） 如果之前接种过单剂 Tdap 疫苗，则应根据各国临床指南每 10 年接种一次 Td 或 Tdap 疫苗	灭活疫苗	是	是	
脑膜炎球菌疫苗 适用于侵袭性脑膜炎球菌病高危患者，疫苗接种时间表和剂量按照各国要求	灭活疫苗	是	是	

续表

剂量,时间表和备注		疫苗类型	炎症性肠病诊断时立即接种	在诊断和随访期间	建议在免疫抑制治疗前使用
麻疹、腮腺炎、风疹疫苗(MMR)	没有保护性免疫力证据的成年人,至少间隔28天接种2剂疫苗	减毒活疫苗	是		是
水痘疫苗	仅在没有水痘或带状疱疹病史,既往未接种疫苗且水痘带状疱疹血清学阴性的患者中,间隔4~8周接种	减毒活疫苗	是		是

续表

疫苗	剂量,时间表和备注	疫苗类型	炎症性肠病诊断时立即接种	在诊断和随访期间	建议在免疫抑制治疗前使用
脊髓灰质炎（灭活的肠胃外脊髓灰质炎病毒）	根据国家指南的时间表和剂量	灭活疫苗	是	是	
SARS-Cov-2疫苗	根据国家指南的时间表和剂量	灭活疫苗	是		是

附表二 考虑到药物清除的半衰期,建议免疫抑制剂停用与活疫苗接种之间的时间范围

药品	药物消除半衰期	接种活疫苗之前多久停药	活疫苗接种后多久重启
激素(泼尼松)	2~3小时	1个月	1个月
巯基嘌呤	几天(6-TGN)	3个月	1个月
甲氨蝶呤、低剂量(成人)	3~10小时	1个月	1个月
英夫利昔单抗	7~12天	3个月	1个月
阿达木单抗	大约2周	3个月	1个月
维得利珠单抗	25天	3~4个月	1个月
乌司奴单抗	大概19天	3个月	1个月
环孢素	8.4小时	1个月	1个月

续表

药品	药物消除半衰期	接种活疫苗之前多久停药	活疫苗接种后多久重启
他克莫司	23~46小时	1个月	1个月
托法替尼	3小时	1个月	1个月
戈利木单抗	大约2周	3个月	1个月
赛妥珠单抗	大约2周	3个月	1个月

注：维得利珠单抗是肠道选择性的，目前3~4个月的建议仅基于其半衰期；临床实践中，在接种活疫苗之前，可能不需要停药3~4个月。但基于目前的数据，无法给出进一步的建议，应该个体化评估。

（乔宇琪）

📋 问题 69　炎症性肠病患者能接种狂犬病疫苗吗，有哪些注意点？

随着我国国内饲养宠物猫狗的家庭越来越多，我们时不时地能听到一些宠物狗或猫咬伤、抓伤事件的发生，更有甚者引发狂犬病而致死的事件。因此，一旦发生被家养宠物猫狗咬伤或野生动物咬伤的情况，我们除事发时立即去医院找医生按正规清洗包扎流程及时处理伤口外，也要按医嘱规范地接种相应疫苗保护自己，其中就包括狂犬病疫苗。

狂犬病疫苗是一种历史悠久的疫苗，最早制造狂犬病疫苗的是法国的巴斯德。中国现在制造的狂犬病疫苗系用狂犬病毒固定毒接种于原代地鼠肾细胞或 VERO 细胞，经全面检定合格后即为预防狂犬病的疫苗,属于灭活疫苗。狂犬病毒只有一种血清型,世界各地的狂犬病毒抗原性质是相同的。在接种狂犬病疫苗后,人体血液中可出现抗狂犬病毒抗体,这些抗体可防止病毒在细胞间直接传播,减少病毒的增殖量,同时还能清除游离的狂犬病毒,阻止病毒的繁殖和扩散,从而达到预防狂犬病的目的。如果被动物(如狗、猫、狼等)咬伤而又不能确定该动物是否为健康无毒动物,则应及时到医院处理伤口,或先自行用肥皂水对伤口进行反复彻底清洗并清洗干净,这样可将侵入的病毒大部分冲洗掉,然后尽快到卫生防疫部门注射狂犬病疫苗。对重度咬伤者,除局部彻底清洗消毒外,还应在伤口周围应用狂犬血清浸润注射;随后再注射狂犬病疫苗;被咬的伤口不宜包扎和缝合,尽可能让伤口暴露。注射狂犬病疫苗的免疫效果与注射的时间有直接关系。咬伤后,越早注射,免疫效果越好,获得保护的机会越大。但是即使在被咬伤后 24 小时以上,只要在没发病时尽快注射疫苗,都可以及时产生抗体阻断病毒。需要接种疫苗的对象可分为两种:一种为咬伤后预防,另一种为无咬伤预防。按世界卫生组织推荐,首选规程:咬伤后预防,第 0,3,7,14,30 天;无咬伤预防,第 0,7,21 天。

如果动物咬伤事件发生于炎症性肠病患者,我们也应按一般治疗规范及时处理伤口,尽早按规范接种狂犬病疫苗。如果患者平时在服用美沙拉秦,可以不受影响。而如果患者在使用免疫调节治疗,则要考虑药物的半衰期,届时需要暂停所用的免疫抑制剂或生物制剂等,待药物半衰期过后及时开始规范接种狂犬病疫苗,然后等 1 个月后再恢复使用免疫抑制剂或生物制剂。

（王天蓉）

问题 70　炎症性肠病患者能打 HPV 疫苗吗，有哪些注意点？

在女性恶性肿瘤中，宫颈癌的发病率仅次于乳腺癌。大多数宫颈癌由人乳头状瘤病毒（HPV）感染所致。目前，已分离出的 HPV 达 100 多型，其中至少有 14 型可导致宫颈癌或其他恶性肿瘤。全球范围内，大多数宫颈癌患者可测出高危型 HPV16 和 HPV18 亚型，其中 HPV16 亚型诱发癌变的潜力最大。低危型 HPV6 和 HPV11 亚型则与绝大多数生殖器尖锐湿疣和几乎所有复发性呼吸道乳头状瘤相关。

有多项研究表明，免疫抑制治疗可能

增加 HPV 持续感染的风险，并最终增加宫颈癌的风险。目前，关于炎症性肠病和 HPV 的数据有限。在一个情况调查中，炎症性肠病患者宫颈 HPV 的感染率显著高于对照组。使用氨甲蝶呤和使用两种以上的免疫抑制剂药物，会显著增加高危 HPV 感染的风险。没有观察到巯嘌呤、激素或英夫利西单抗与 HPV 感染风险存在相关性。另外几项研究也同样报告，克罗恩病患者宫颈异型增生的检出率和 HPV 感染风险，与未接受免疫抑制剂治疗的患者比较相对增高，而接受各种双重免疫抑制剂治疗（包括巯嘌呤、氨甲蝶呤、抗-TNF 药物或糖皮质激素）的患者风险明显高于只使用一种免疫抑制剂的患者。目前，还没有观察到维得利珠单抗与宫颈异型增生相关的数据。而接种 HPV 疫苗可以预防 90％以上的由 HPV 引起的癌症。大多数临床指南建议，11～14 岁的男性和女性常规接受 HPV 疫苗接种，疫苗接种可以从 9 岁开始，分两次接种。如果在 15 岁或之后开始接种疫苗，则应接种 3 剂。关于 HPV 疫苗，目前可用的包括 4 价疫苗、2 价疫苗和 9 价疫苗。欧洲克罗恩病与结肠炎组织（ECCO）2014 年更新的《炎症性肠病感染临床指南》首要推荐 9 价疫苗。HPV 疫苗属于灭活疫苗，免疫功能低下的炎症性肠病患者可以接种。建议使用免疫抑制剂治疗的患者接种 3 剂疫苗。之前有一项研究评估了年轻女性炎症性肠病患者接种 HPV 疫苗的情况，提示疫苗接种后显示出良好的免疫原性反应，没有观察到明显的疫苗相关副作用。

炎症性肠病患者接种 HPV 疫苗的，可参照一般灭活疫苗的接种原则，尽量选择在疾病诊断之初或治疗方案转化前接种,或者在疾病稳定期选择治疗药物浓度较低时期开始,等完成接种后 1 个月再继续免疫抑制治疗。

(王天蓉)

问题 71　炎症性肠病患者有哪些并发症?

炎症性肠病主要包括克罗恩病与溃疡性结肠炎这两种疾病,由于这两种疾病的主要特点不同,所以我们在临床上还是要区分开来的。

那么我们先来说一下克罗恩病的常见并发症吧。由于克罗恩病的主要病变在肠壁的黏膜下层,随着患病时间的延续,早期及活动期的纵行溃疡会逐步变成纤维化病变,如果纤维收缩病变面积大,会逐步发展到肠腔狭窄乃至肠梗阻，这也是克罗恩病最常见的并发症。而有些黏膜下层的炎症持续活动，且它们喜欢像刀切一样垂直穿过肠壁肌层向肠外壁发展，医学上称之为"裂隙样溃疡"，有部分裂隙样溃疡最终会穿透整个肠壁，到达腹腔，形成腹腔脓肿。如果这个裂隙样溃疡腐蚀的肠壁缺损比较大，在短期内致大量肠腔内气体、粪液进入腹腔，就会形成急性消化道穿孔。如果裂隙样溃疡途经肠壁内血管，还会引起消化道出血，严重者引发消化道大出血甚至危及生命。如果克罗恩病患者的病情相对温和，但病程迁延，也会使正常的肠道黏膜被各种瘢痕及炎性息肉所取代，最终失去正常的肠黏膜功能，这个过程发生在小肠段特别是上段小肠-空肠黏膜，会使肠道失去营养吸收的功能，长此以往，人体会出现吸收不良综合征。如果患者在幼年时发病，严重的营养不良还会造成儿童生长发育障碍。

　　溃疡性结肠炎的主要病变在黏膜层，炎症活动会越来越剧烈，并且向肠壁深部浸润发展，甚至累及全层肠壁，使肠壁内的血管破裂，神经元细胞死亡，故严重者可发生消化道出血、中毒性结肠扩张甚至肠穿孔。如果溃疡性结肠炎炎症活动相对温和但持久，则结肠黏膜可因炎症损伤修复过程反复增生，有些炎性增生显著的可形成息肉。如果个别息肉发生异型增生，不被及时检查发现，可能会演变成肠癌。

　　炎症性肠病还可发生多种肠外并发症。一般而言，炎症性肠病的肠外表现与炎症性肠病的活动性一致，如结节性红斑、口腔溃疡、眼部疾病（包括前葡萄膜炎、结膜炎、虹膜炎等）等，但有些可能与炎症性肠病的活动性不一样，例如原发性硬化性胆管炎、强直性脊柱炎、坏疽性脓皮病、肛瘘、肛周脓肿等。炎症性肠病肠外表现的发生率从 6% 至 47% 不等。一种肠外表现使其他肠外表现的敏感性增高。重叠症状比较多的是外周关节炎、结节性红斑、胆道和眼部的病变，可能与共同的致病途径有关。另外，还有一些少见的但近期有报道的炎症性肠病肠外表现，如骨质疏松症、肺部（比如间质性肺炎）和中枢神经系统表现（如多发性硬化症）。

也有些并发症与治疗炎症性肠病的药物相关，比如水杨酸类药物及硫唑嘌呤可引起急性胰腺炎的发生，氨甲蝶呤可引起黏膜溃疡，美沙拉秦、柳氮磺吡啶及氨甲蝶呤等可引起肺部间质病变。对老年炎症性肠病患者，我们也要十分关注生物制剂引起的肺间质病变，而药物引起的肝损伤则更为常见了。

（王天蓉）

🔲 问题 72 炎症性肠病患者会伴发其他免疫性疾病吗？

炎症性肠病患者常常合并其他疾病。加拿大有一项长达 34 年的调查报告显示，与对照组相比，炎症性肠病患者在疾病诊断之前，其他各类疾病的患病风险均有增加，这些疾病包括心血管疾病、外周血管疾病、慢性肺部疾病、结缔组织疾病/风湿病、肾脏疾病、肝脏疾病、消化性溃疡疾病及肿瘤等。与溃疡性结肠炎相比，大多数合并疾病在克罗恩病患者更为常见，只有慢性肺部疾病在溃疡性结肠炎患者中更为常见。而大多数炎症性肠病合并症没有性别偏好，除女性外周血管疾病的发病率更高、男性结缔组织病/风湿病的发病率更高外。但发现，这些合并症在炎症性肠病患者中的发病年龄小于非炎症性肠病患者。

因为基因组学和免疫学研究提示，炎症性肠病患者合并自身免疫性疾病的风险明显高于非炎症性肠病人群，包括强直性脊柱炎、系统性红斑狼疮、非风湿性关节炎、哮喘、特应性皮炎及银屑病等。炎症性肠病与这些自身免疫性疾病存在遗传重叠。例如：炎症性肠病与强直性脊柱炎都存在白介素(IL)-23 基因多态位点变异。而银屑病与炎症性肠病的关系也较密切，因为两者都可能存在染色体 6p21 异常、IL-23R 和 IL-12 基因多态位点变异；在银屑病和炎症性肠病患者，IL-17 通路都是重要的发病机制。临床上，我们可以观察到克罗恩病合并银屑病的情况较溃疡性结肠炎更为多见。

当炎症性肠病患者合并脊柱关节炎、类风湿关节炎、系统性红斑狼疮、干燥综合征、血管炎、系统性硬化症等风湿性免疫疾病时，诊断需全面，处理具有特殊性，尽量选用能覆盖两种疾病的药物，或根据两者严重度及活动度行个体化治疗，尽量规避治疗一种疾病但会加重另一种疾病的药物。消化科医生应与风湿科医生合作，采用多学科诊疗模式，为患者制定最佳治疗方案。虽然炎症性肠病和风湿免疫病的治疗药物在临床上亦存在一定的重叠，主要包括传统免疫抑制剂和生物制剂，传统免疫抑制剂多可同时用于两种疾病，部分生物制剂亦可同时覆盖两种疾病，如肿瘤坏死因子-α（TNF-α）抑制剂。但也有另类，比如依那西普可用于治疗类风湿性关节炎和强直性脊柱炎，但可增加炎症性肠病发生的风险，故应避免用于炎症性肠病患者。此外，即使炎症性肠病处于临床缓解期，也不建议采用非甾体抗炎药和长疗程（疗程＞2周）应用选择性环氧化酶-2抑制剂维持治疗疼痛性病变，因为这两类药物长期使用可引发肠黏膜溃疡。

（王天蓉）

问题 73 男性使用生物制剂能备孕吗，备孕前需要停用哪些药物？

首先要明确，罹患炎症性肠病对男性生育力没有特殊影响，如果要考虑炎症性肠病对生育力产生影响，也主要是因为患者的年龄、营养状况、外科手术方式及疾病活动度等因素。一般来说，缓解期，炎症性肠病患者的生育力与正常人大致相同；活动期，患者生育力有所下降。严重的活动性炎症性肠病会降低男性患者精子前向运动的能力和睾酮水平，从而影响生育力，但是精子 DNA 完整度不受疾病活动性的影响。因此,控制病情稳定是炎症性肠病患者们备孕的首要前提,而治疗炎症性肠病的药物可能会影响男性生育力。如果男性患者处于育龄期且有生育要求,则应与主诊医生充分沟通,在全面评估现在疾病的状态下,考虑所使用的治疗药物是否会影响精子数量及质量,是否会影响精子的DNA完整性。

以下简单介绍治疗炎症性肠病的几种常用药物对男性患者生育力的影响。①柳氮磺吡啶:会影响男性的精子数目、运动和形态,但在停药后可恢复,建议备孕前至少4个月前停用柳氮磺吡啶或改用美沙拉秦。②氨甲蝶呤:可导致精液减少,但在停药后可恢复,建议备孕前停用3~6个月。③沙利度胺:可导致女性炎症性肠病患者的卵巢储备功能降低,这一作用与沙利度胺的单次剂量、累积剂量和使用时长有关;

但沙利度胺对男性生育力的影响尚缺乏研究报道。

在生物制剂中，目前国内使用最多的是抗肿瘤坏死因子单抗（TNF-α），如英夫利西单抗和阿达木单抗。关于其对炎症性肠病患者的生育力是否存在影响，尚有一定的争议。早期有一项纳入了 10 例受试者的研究表明，英夫利西单抗（IFX）可能会降低男性炎症性肠病患者的精子活力，减少正常卵圆形精子数量。但脊柱性关节炎男性患者在接受抗肿瘤坏死因子单抗治疗期间，精子质量与健康男性对照无差别。而 2012 年的一项系统回顾研究纳入了 7500 多名男性炎症性肠病患者，研究证实，准父亲在备育期暴露于传统免疫抑制剂（例如氨甲蝶呤、硫唑嘌呤）或生物制剂（包括 TNF-α 拮抗剂和非 TNF 靶向生物制剂）不会增加后代发生重大先天性畸形、早产或低出生体重的风险。维得利珠单抗对精子的完整性没有影响，暂未见乌司奴单抗对炎症性肠病患者生育力影响的研究报道。

　　而造口手术也与术后勃起功能障碍和性生活满意度下降有关。营养不良是炎症性肠病患者生育力降低（如男性性功能障碍、精子质量下降、女性卵巢功能减低等）的重要原因。酒精摄入也会影响男性生育能力，可能会导致睾丸萎缩、性欲下降和精子数量减少。吸烟同样会导致精子数量和浓度降低，更会影响精子活力和形态。因此，建议男性患者备孕期可继续使用英夫利西单抗或阿达木单抗、维得利珠单抗等，戒烟、戒酒，可适量补充锌、维生素 E，保持良好的生活习惯，这些对炎症性肠病患者生育力的保持有重要意义。

（王天蓉）

📱 **问题 74 妊娠期间可以用哪些治疗炎症性肠病的药物？**

　　年轻的炎症性肠病女性患者在计划妊娠前一定要咨询过自己的诊治医生，确定目前的状况是否适合生育，是否需要调整维持治疗疾病的药物。在选择药物时，则需要同时考虑妊娠母体及胎儿两个方面。

　　目前，国内外指南推荐可用于妊娠期炎症性肠病患者的药物有美沙拉秦、柳氮磺吡啶、糖皮质激素、硫唑嘌呤及抗肿瘤坏死因子单抗（TNF-α）；而非 TNF-α 的生物制剂（如乌司奴单抗及维得利珠单抗）因数据较少，目前归为未知状态。

　　这里，我们先介绍一些在妊娠期可以使用的药物。美沙拉秦类药物是我们维持炎症性肠病治疗最常用的药物，但在选择美沙拉秦类药物时，我们要注意避免服用含有邻苯二甲酸二丁酯（DBP）的 5-氨基水杨酸类药物，建议更换为不含 DBP 的 5-氨基水杨酸类药物。因为动物实验显示，邻苯二甲酸二丁酯和邻苯二甲酸二(2-乙基己基)酯能抑制胎儿子宫发育，有影响神经发育及生长发育的致畸可能，因此建议在受孕前尽量使用不含邻苯二甲酸二丁酯的5-氨基水杨酸类药物。另外，在临床上有许多女性患者使用美沙拉秦口服药物联合美沙拉秦局部治疗（灌肠剂或肛栓），建议在妊娠早期 1～3 个月可以继续使用，在妊娠中期应考虑其利弊关系决定是否继续使用，而在生产前 2～4 周应禁止使用局部治疗方案，因为有可能引发早产。使用柳氮磺吡啶治疗的女性患者要及时补充叶酸（2mg/d），这个量要高于正常产前的维生素的量。

　　妊娠期间如果有炎症性肠病急性发作，也可以使用糖皮质激素来控制疾病活动。地塞米松可通过胎盘，小剂量即可影响胎儿发育；而泼尼松和泼尼松龙通过胎盘时可失活。因此，妊娠期间使用糖皮质激素，应首选泼尼松或泼尼松龙。然而，泼尼松虽被认为是低风险的，但会增加患妊娠糖尿病以及产出巨大儿的风险。在妊娠早期尤其妊娠前3个月，最好不用激素。因为糖皮质激素可能影响胎儿唇、口腔的发育，使唇裂、腭裂等的发生率升高。但这似乎发生在患有哮喘的母亲身上，而不是患有炎症性肠病的母亲身上。

　　采用硫嘌呤类药物维持缓解的炎症性肠病女性患者，妊娠期可继续口服硫嘌呤类药物。有研究显示，妊娠期炎症性肠病患者继续服用硫嘌呤类药物与未用该类药物的患者比较，胎儿低体重、先天畸形的风险未增加,但早产风险可能增加。但也有研究显示,疾病的活动严重程度与妊娠相关不良事件(如早产、低体重胎儿和先天发育异常等)相关,而与硫嘌呤类药物的使用没有关系。近期一项前瞻性队列研究纳入荷兰 2008—2016 年共 232 例炎症性肠病女性患者,其间共有 311 次妊娠,35%(108 次)的女性患者在妊娠期间持续服用硫唑嘌呤,研究结果显示,硫嘌呤类药物未增加自发流产、不良分娩和出生后 1 年内婴儿感染的发生风险。

他克莫司在临床上也可用于治疗炎症性肠病,有很强的免疫抑制作用,被美国食品及药物管理局(FDA)定义为妊娠 C 类药物。考虑到炎症性肠病不是一种危及生命的疾病,故 C 类药物应在权衡利弊后谨慎使用。他克莫司对母亲和胎儿/婴儿在妊娠期间的安全性已经在许多器官移植后妊娠的患者中得到证实。目前的研究均表明，他克莫司不增加发生重大先天性畸形的风险。有报道称，服用他克莫司的妊娠期妇女易发生早产和娩出低出生体重儿；然而，在接受其他免疫抑制剂治疗的妊娠期妇女也常见此类情况的发生。因此，这可能与母亲的原发病有关，而与药物的使用无关。

托法替尼是一种口服小分子 JAK1/3 激酶抑制剂，已被证明可有效治疗中重度溃疡性结肠炎。但其在妊娠期使用的数据有限，在动物模型中发现有致畸作用，因此在有更多数据前，建议避免使用，在受孕前需停用 4～6 周。

（王天蓉）

📋 问题 75　妊娠期间可以用生物制剂吗？

对于采用抗 TNF-α 单克隆抗体维持缓解的炎症性肠病女性患者，妊娠期可继续维持该药治疗。对于炎症性肠病复发风险较低的妊娠期妇女，建议在妊娠 22～24 周应用最后一次抗 TNF-α 治疗，这是因为考虑到妊娠晚期，生物制剂胎盘通过率增高，以及药物潜在的对新生儿疫苗接种免疫反应的影响。曾有生物制剂子宫暴露史的幼儿至少在出生 6 个月内不应接受活疫苗免疫。故多倾向于妊娠晚期避免使用抗 TNF-α 药物。对于停药后不能维持缓解的妊娠期患者，必要时考虑在妊娠 30～32 周末次使用抗 TNF-α 药物，并于产后重新开始使用。对于抗 TNF-α 药物与免疫抑制剂联合治疗的患者，建议在妊娠期根据患者的个体情况转换为单药治疗。较大样本量的 PIANO 登记研究的初步结果显示，使用免疫抑制药物（如硫嘌呤类、抗 TNF-α）的妊娠期患者与未使用上述药物的相比较，婴儿先天畸形和其他短期、不良妊娠结局的发生均无明显差异。然而，宫内暴露于硫嘌呤类药物和抗 TNF-α 联合治疗的婴儿，在出生后 1 年内的感染风险增高。因此，妊娠期尽可能避免抗 TNF-α 药物与免疫抑制剂联合使用。阿达木单抗（ADA）在妊娠期间使用的风险级别属于 B 级（低风险），前瞻性和回顾性研究均提示妊娠期仍使用阿达木单抗维持的克罗恩病女性患者较正常人群没有发生更多的妊娠不良事件。2015 年多伦多共识提出，从临床实践应用可考虑将阿达木单抗的最后应用时间延至妊娠 34～36 周。

抗整合素 α4β7 单克隆抗体主要作用

于肠道，有高度的肠道选择性，在妊娠期应用的证据尚不足，在充分权衡妊娠期女性患者的获益高于风险的前提下可以考虑使用。维得利珠单抗（VDZ）是抗整合素 $\alpha4\beta7$ 的 IgG_1 型人源化单克隆抗体。理论上，该药物可通过胎盘。有研究发现，维得利珠单抗的胎盘转移率较低，子宫药物暴露的新生儿体内维得利珠单抗药物浓度低于母亲，未提示维得利珠单抗对妊娠和胎儿存在严重的安全性问题，但仍需更多的证据支持。2020 年的前瞻性研究纳入了 17 对母婴，观察发现炎症性肠病女性患者妊娠期间阿达木单抗浓度保持稳定，英夫利西单抗浓度升高，而维得利珠单抗浓度降低。与英夫利西单抗和阿达木单抗不同，新生儿脐带血中维得利珠单抗的药物浓度低于母亲，并且似乎在新生儿出生之后被迅速清除。关于抗 TNF 药物的婴儿清除时间,研究得已比较多了。一般来说,英夫利西单抗的中位清除时间为 7.3 个月;阿达木单抗的中位清除时间为 4.0 个月;维得利珠单抗的中位清除时间大多报道为 2.5～4 个月,也有报道为 6 个月。

乌司奴单抗(UST)是抗 IL-12/IL-23 全人源化 IgG_1 单克隆抗体,妊娠期使用乌司奴单抗的风险级别属于 B 级(低风险)。乌司奴单抗可在妊娠末期通过胎盘,大部分 IgG 主要在妊娠最后 4 周内通过胎盘。对乌司奴单抗维持治疗的炎症性肠病女性患者,建议妊娠全程可继续采用相同剂量维持治疗,但最后 1 次使用乌司奴单抗应在预产期前 6～10 周。妊娠期使用乌司奴单抗的妈妈们娩出的新生儿,在出生后 6 个月内不可接种活疫苗,灭活疫苗的接种则不受影响。

(王天蓉)

📷 问题 76　哺乳期间可以用哪些炎症性肠病治疗药物？

在鼓励母乳喂养的今天，绝大多数做了妈妈的炎症性肠病患者希望自己能够母乳喂养。那么，如果妈妈正在使用药物治疗控制病情，也可以母乳喂养吗？

如果妈妈正在服用美沙拉秦类或 5-氨基水杨酸（5-ASA）类药物，虽然大部分炎症性肠病治疗药物可在母乳中少量检出，然而其影响甚微。因此，推荐哺乳期炎症性肠病患者继续使用常规剂量 5-氨基水杨酸。5-氨基水杨酸类药物能进入母乳，但是并不会引起严重不良反应，这类药物在哺乳期使用是安全的，仅有个别报道婴儿出现暂时性腹泻。但是，妈妈们一定要慎用柳氮磺吡啶（SASP）。SASP 的代谢产物之一是磺胺嘧啶，存在磺胺的不良反应。如婴儿早产、有高胆红素血症或葡萄糖-6-磷酸脱氢酶（G-6-PD）缺乏症等，则应避免在用药期间母乳喂养。服药期间需监测婴儿腹泻情况。

如果哺乳期间出现疾病活动，需要使用糖皮质激素诱导疾病缓解，那么是否必须暂停哺乳？多项研究及共识指出，虽然糖皮质激素在母乳中可检出，但对婴儿影响小，哺乳期妇女应用糖皮质激素较为安全。泼尼松是哺乳期妇女可选择的最安全的口服糖皮质激素。对于摄入泼尼松剂量＞40mg/d者，推荐服药 4 小时后哺乳，错开药物在乳汁中的浓度高峰。

但有些药物在哺乳期需要慎重使用，例如硫嘌呤类药物。传统观点认为，硫唑嘌呤可通过乳汁进入婴儿体内，进而对婴儿产生不利作用。实际检测乳汁及婴儿血清发现硫唑嘌呤代谢产物含量极低，几乎检测不到。但这也缺乏高级别循证医学证据的支持。鉴于以上原因，越来越多的专家仍倾向于减少对服用硫唑嘌呤患者母乳喂养的限制。如患者坚持母乳喂养，建议在开始母乳喂养后 10～15 天监测婴儿血细胞计数。

甲硝唑、环丙沙星可经乳汁分泌，没有证据证明其在哺乳期用药绝对安全，建议哺乳期尽量避免使用。如必须用抗生素治疗，则建议更改为人工喂养。如果病情需要，美国儿科学会推荐女性接受单剂量（2g）甲硝唑治疗，在 12～24 小时后再母乳喂养。环丙沙星可经乳汁分泌，但其安全性证据有限，建议尽可能避免使用；如病情需要，可短期治疗。建议在使用单次剂量环丙沙星后，48 小时后再恢复母乳喂养。

氨甲蝶呤和环孢素对婴儿免疫系统有

抑制作用,并有致肿瘤发生的风险,哺乳期禁用。有病例报道,口服氨甲蝶呤治疗癌症的哺乳期妇女,可在母乳中检测出低剂量氨甲蝶呤,且氨甲蝶呤在婴儿组织中可能存在积累。有关氨甲蝶呤在哺乳期应用的数据很少,多伦多共识建议哺乳期尽量避免选择氨甲蝶呤。哺乳期妇女需服用环孢素时,因母乳中环孢素浓度较高,也建议人工喂养。

临床数据表明,他克莫司也能分泌入乳汁。因此,不能排除其对新生儿的不利影响。新生儿可能发生早产(妊娠时间＜37周)和高钾血症的风险,但高钾血症能自行恢复正常。服用他克莫司的炎症性肠病女性患者不应哺乳,建议人工喂养。

(王天蓉)

📷 问题 77　哺乳期间可以用生物制剂吗？

　　如果妈妈正在使用生物制剂，能否给自己的新生儿宝宝哺乳？有研究发现，英夫利西单抗能分泌入乳汁的量很少，且与其他大分子蛋白质一样，会在新生儿的消化道内被分解破坏。因此，哺乳期应用英夫利西单抗治疗对婴儿是安全的。有一些小样本临床观察报道，英夫利西单抗可分泌入乳汁，但其浓度很低（低于其血清水平的 1/200）。这部分微量的英夫利西单抗在被新生儿摄食后还会在其胃肠内发生蛋白质水解，因此它对全身免疫系统的影响可能微乎其微。未见母亲哺乳期继续采用英夫利西单抗治疗而造成婴儿发生不良事件的报道。目前，仍需要远期研究来阐述接受英夫利西单抗治疗的产妇进行母乳喂养是否会对儿童的免疫系统产生影响。

阿达木单抗（ADA）同属于抗 TNF-α 类单抗。哺乳期间，药物可少量分泌入母乳，但其大分子蛋白质在母乳中扩散不良且药物在新生儿的胃肠道内被破坏，婴儿吸收量很小，所以在哺乳期母亲可以考虑使用阿达木单抗。

抗 IL-12/IL-23 全人源化 IgG$_1$ 单克隆抗体乌司奴单抗（UST）可分泌入乳汁，但量极少，有小样本研究提示哺乳期使用乌司奴单抗是安全的，仍需要更多研究证据支持。

抗整合素 α4β7 单克隆抗体维得利珠单抗为新型肠道选择性生物制剂。有研究发现，乳汁中的维得利珠单抗浓度是血清中的 0.4%～2.2%，与英夫利西单抗和阿达木单抗类似。也有几项研究发现，正在用维得利珠单抗治疗的哺乳期女性患者，母乳喂养并没有给婴儿造成不利的影响。

（王天蓉）

问题 78　溃疡性结肠炎、克罗恩病患者能不能结婚？

在被问到类似"炎症性肠病（溃疡性结肠炎、克罗恩病）患者能不能结婚？"的问题时，我的统一回答是："当然可以结婚啦！"

记得最初被问到这个问题时，我还觉得十分好笑。炎症性肠病是一种普通的慢性病，何至于多虑？但随着所接触的患者及其家庭越来越多，我也逐步认识到为什么有人会产生这样的疑问，以及这个疑问背后所隐藏着的担忧。因此，也觉得有必要谈谈自己的粗浅看法。

大家都希望结婚后能与自己的爱人白

头偕老。可是，有患者可能担心炎症性肠病是否会影响预期寿命。在这里可以告诉大家，炎症性肠病绝不是预后不佳的恶性疾病，它虽然好发于青少年及青年时期，但总体来说病变程度还是比较温和、缓慢的，有许多患者甚至在出现并发症时才开始意识到前来医院就诊。随着医学的发展，针对自身免疫性疾病的诊疗手段也越来越多，只要规律就诊医治及定期检查，一般不会影响患者的预期寿命。

也有人担心罹患炎症性肠病会影响社会适应力，比如影响学业、找工作或升迁等。但是，大家通过了解可以发现国内外有些名人也是炎症性肠病患者，他们中有知名政要、大企业高管、运动员，有些运动员虽患有炎症性肠病，但还拿到了奥运会奖牌。可见，炎症性肠病并不是个人发展道路上不可逾越的障碍。不可否认，当疾

病处于活动期或炎症性肠病因并发症出现
而需要外科手术介入时，的确会短期影响
个人的生活、工作和学习进度，但这种影响
大多是短时期的，通过恰当的医疗干预，炎
症性肠病患者又能元气满满地投入自己原
有的生活圈或者重新找到适应新情况的
途径。

也有些人担心未来孩子的健康问题，
担心疾病会遗传。目前，国际上还没有找
到炎症性肠病的确切发病原因。虽然其在
高加索人种中有一定遗传背景，但在我国，
炎症性肠病发病还是散发性的，我国医学
科学家们没有在我国患病人群中找到遗传
的依据。有人问人类为什么会有这些致病
基因呢？有个说法是这些基因是在人类与
自然界生存斗争中进化出来的，在人类早
期进化中要与各种寄生虫、细菌及病毒做
斗争，人体中逐步形成一定自然免疫力，并

优胜劣汰传递给后代。然而，我们现代的
生活方式、卫生医疗条件与早期人类甚至
百年前已大不相同了，当年进化得到的优
秀基因变得无用武之地，有些基因在某个
因素刺激下开始攻击自身器官组织，成为
自身免疫性疾病的"坏分子"，所以有些小
众的自然疗法提倡重新用蠕虫类寄生虫来
消耗自身免疫性肠道病变中过剩的战斗
力。"塞翁失马，焉知非福。"我们患者完全
不必因此封闭自己、否定自己，我们一样有
着美好的未来。

（王天蓉）

问题 79 男女患者分别在什么时候计
划怀孕比较好？

一般来说，我们炎症性肠病患者在考

虑生育时，需要从疾病活动度、治疗药物、手术、营养状态和心理社会因素等几个方面考虑。而我们医生对育龄期炎症性肠病患者进行治疗选择和决策时，也需关注治疗方式对患者生育力的影响。

炎症性肠病男女患者应在疾病缓解期尤其在内镜下黏膜愈合状态下妊娠，可获得更佳的妊娠结局。因此，对计划妊娠的患者进行病情全面评估，建议尽量在妊娠前进行疾病管理优化。在缓解期受孕的炎症性肠病女性患者中，近 80% 在妊娠期维持缓解状态，疾病复发风险与非妊娠患者相似；而在疾病活动期受孕的患者，妊娠期时 1/3 维持原来的疾病活动状态，1/3 病情加重，1/3 疾病活动有所改善。有一项对 1300 例以上溃疡性结肠炎女性患者和 700 例克罗恩病女性患者的系统回顾性研究显示，约 83% 的克罗恩病患者和 85% 的溃疡性结肠炎患者正常妊娠，畸形发生率、自然流产和死产的发生率均与健康人群相同。但如果存在疾病活动，则以下情况的发生风险增加：早产（妊娠 37 周之前）、低出生体质量儿（low birth weight infant，LBW；出生体重＜2.5 千克）、小于胎龄儿（small for gestational age infant，SGA）、新生儿 Apgar 评分低、入住重症监护室、先天性畸形、孕妇血栓栓塞事件和急诊剖宫产。溃疡性结肠炎女性患者活动期的流产发生风险是缓解期的 4 倍。大量研究结果提示，疾病缓解期是炎症性肠病女性患者妊娠的恰当时机。目前较为一致的观点是，至少 3 个月的无糖皮质激素缓解应作为妊娠前的目标。此外，内镜下黏膜愈合是临床结局的重要预测因素，妊娠前获取内镜下黏膜愈合的状态有助于改善妊娠结局。

关于疾病活动性对炎症性肠病男性患者生育力及性功能的影响，仍然存在争议。有研究发现，处于缓解期或轻度活动的炎症性肠病男性患者的勃起功能障碍发生率与健康对照间，差异无统计学意义。严重的活动性炎症性肠病会降低患者精子前向运动能力和睾酮水平，从而影响生育力，造成这一现象的原因可能与体内细胞因子介导的炎症反应导致精液中的活性氧增加有关。但是，精子 DNA 完整度不受疾病活动性的影响。

在临床上，我们也不能忽视手术对炎症性肠病患者生育的影响，腹盆腔手术是影响炎症性肠病患者生育力的重要因素之一。有荟萃分析显示，回肠储袋肛管吻合术（ileal pouch anal anstomosis，IPAA）导致炎症性肠病女性患者不孕风险增加 2～3 倍，原因可能与术中损伤输卵管伞、术后粘连导致输卵管积水有关。另一项荟萃分析了在 5112 例接受 IPAA 的患者中，3.6％的男性患者术后出现射精功能障碍。

营养不良是炎症性肠病患者生育力降低（如男性性功能障碍、精子质量下降、女性卵巢功能减低等）的重要原因。微量元素缺乏还会导致贫血、免疫系统受损等问题，影响育龄期以及妊娠期女性的正常生理状态。

据统计，分别有 19％和 21％的炎症性肠病患者出现焦虑和抑郁，炎症性肠病患者的抑郁发生率是普通人群的 2 倍，性功能障碍也与男性抑郁症密切相关。心理障碍的治疗可能对控制炎症性肠病的疾病活动性产生积极影响。炎症性肠病患者还有可能因自身疾病的遗传性、生育过程对炎症性肠病病程的影响、炎症性肠病疾病本身对胎儿的负面影响、炎症性肠病治疗药物对胎儿的影响等问题，而主动放弃生育。还有更为深入的调查表明，与对照组相比，自愿不生育与对炎症性肠病的认知程度偏低有显著关系，大约 50% 的炎症性肠病患者对炎症性肠病合并妊娠的相关问题不甚了解，这提示有效的患者教育可以在一定程度上改变患者看法。甚至 35% 的炎症性肠病患者还接收到了不正确的生育相关建议，这也说明对炎症性肠病医生和护士的培训、给予炎症性肠病患者常规孕前咨询和必要的心理支持是非常重要的。

（王天蓉）

📷 问题 80　得了炎症性肠病还能生育吗，对下一代有影响吗？

常常听炎症性肠病患者谈到自己的担

心,怕疾病会遗传给孩子,因而影响患者生育意愿,甚至留下阴影影响家庭的稳定。不可否认,有相关的国外资料显示,在欧美炎症性肠病患者中约 5.5％～22.5％有炎症性肠病家族史。阳性家族史是炎症性肠病发病风险的预测因素。如果一个家族中有炎症性肠病患者,则其父母或兄弟姐妹的患病概率最大,其堂兄弟姐妹或表兄弟姐妹患病的风险高于普通人群;父母一方患炎症性肠病,则其子女罹患炎症性肠病的概率大概是 3％～7％,发病风险较普通人群增加 2～13 倍;如父母双方均患炎症性肠病,其后代炎症性肠病的发病风险＞30％。实际上,大多数炎症性肠病患者并没有家庭成员的患病史。从最严格意义来说,炎症性肠病不是遗传性疾病。多种非遗传性因素共同构成了炎症性肠病的起因。

炎症性肠病遗传学领域取得的多数进展是针对北欧地区人群的。有那么一段时间，大家认为 NOD2 基因可能是克罗恩病的致病因素。对于人类，NOD2 基因的功能是帮助身体处理特定类型的细菌。该基因的突变会导致身体处理细菌的能力受损，加上其他一些我们尚不清楚的因素，就可能引发炎症性肠病。但实际上大多数炎症性肠病患者不一定有这些缺陷基因。一方面，只有 8%～17% 的克罗恩病患者显示有两个异常的 NOD2 基因，27%～32% 的克罗恩病患者有一个异常的 NOD2 基因。只有一个异常基因突变也不一定会得炎症性肠病。另一方面，没有这些问题基因也并不表明人们对炎症性肠病就能豁免。而国外的研究数据似乎也不能用来解释我国国内的问题，特别是涉及族群、饮食结构方面。例如在欧洲患者中发现，吸烟对克罗恩病的危害作用和对溃疡性结肠炎的保护作用；但这一点在亚洲患者中尚未得到证实。而西方国家有建议将阑尾切除术作为预防溃疡性结肠炎的干预措施，但在亚洲国家观察到的现象恰恰与此相反。

同为东亚地区，我们可以参考日本、韩国的一些研究结果。2017年，韩国有一项研究分析了韩国炎症性肠病发病的家族性风险，研究中观察了2000多万人，包括了1200多万个家庭，发现炎症性肠病患者的一级亲属发生溃疡性结肠炎和克罗恩病的风险较一般人群分别高10.2倍和22.1倍。其中，双胞胎的炎症性肠病家族风险最高，其次是非双胞胎兄弟姐妹，然后是炎症性肠病父母的子女。这项韩国研究还无法确定遗传与非遗传决定因素对家族性炎症性肠病风险的影响。炎症性肠病的家族聚集性通常被认为是由家族成员之间的共同的遗传易感性和环境风险因素造成的。近年来，关于炎症性肠病发病机制中的环境因素，特别是肠道菌群及肠道微生态的问题，引起大家越来越多的关注。这也提醒我们应更积极地看待炎症性肠病的发病原因研究，不要盲目"背锅"，我们也终有一天会搞清炎症性肠病的发病机制。

（王天蓉）

问题 81　炎症性肠病会影响儿童的生长发育吗？

近年来，儿童炎症性肠病的发病率正逐渐增加。如果出现不明原因的腹痛、长期腹泻、便血甚至肛门周围有病变，则应提高警惕，尤其当一般的止泻药效果不好时，更不要忽视炎症性肠病的可能。

　　与成年人相比，儿童炎症性肠病的表现往往不太典型。关于儿童罹患此病的概率，北欧的报道比较多，儿童炎症性肠病发病率在全部病例中的比重不少于1/4。我国全国范围的统计较少。一般来说，中国南方儿童发病以克罗恩病为主，北方则以溃疡性结肠炎为主。并且儿童患病表现不如成年人典型，有些缺乏典型临床症状（如腹痛、腹泻及其他炎症表现），有些则仅有孤立症状（如慢性腹痛表现），但一致表现的是，一定伴有生长迟缓，或者当肠道症状不典型时，生长迟缓也可能是唯一的临床表现。因为儿童处于生长发育关键时期，肠道的炎症损伤会导致营养吸收不良，容易导致身高不长、体重下降等生长发育迟缓的表现，长此以往常常后续会引发心理障碍、性格内向孤僻等心理问题，需要引起我们家长的重视。

临床上需要从身高、体重、体重指数、生长速度等方面来判断儿童是否存在生长发育迟缓。以身高为例,炎症性肠病患儿一年长高不超过2厘米,身材偏瘦小;而正常儿童期每年需增长6～7厘米,小于4厘米是不正常的。有调查发现,炎症性肠病患儿身高基本每年增加小于4厘米或者不增加。

营养对3岁以下儿童的生长发育影响最大,营养缺乏会导致生长发育受限。在追问克罗恩病患儿病史时,往往会发现生长迟缓可先于疾病症状的发生,其慢性营养不良的原因是肠道黏膜吸收不良,包括蛋白质丢失、热量摄入不足、蛋白质分解增加、营养消耗增加、多种维生素和微量元素缺乏等,以致生长因子(IGF-1)水平下降,而长骨生长需要有生长因子刺激,所以生长因子下降也会导致长骨生长下降,最终导致患儿矮小，而生长迟缓者还常伴有性发育迟缓。如果错过患儿最佳生长发育期，可能会造成患儿的终生遗憾。总而言之，在炎症性肠病患儿治疗过程中，需要制定能快速诱导和维持病变缓解、尽量恢复患儿生长发育的治疗方案，除父母和家庭的关爱、重视外，我们还需重视社会心理支持、营养状态、生长发育支持及多中心综合团队协作，即包括医务人员、护理人员、社会工作者、心理医生、教师多个团队的协作。

（王天蓉）

问题82　长期使用药物会对儿童有影响吗？

对炎症性肠病患儿，治疗的药物包括

激素、免疫抑制剂、英夫利西单抗、全肠道营养等，为控制疾病本身，在这一系列治疗中，最根本的还是营养治疗。

营养治疗是临床上广泛应用的以缓解炎症性肠病尤其克罗恩病临床症状的一种方法。营养治疗可以减少免疫抑制剂的使用，促进儿童生长，针对炎症性肠病的一个诱因——环境因素来进行预防治疗。对于炎症性肠病患者来说，营养不良和某种营养物质缺乏的状况很常见，出现营养不良的原因有很多。儿童正处于生长发育阶段，对各类营养素需求大。相较于成年人来说，炎症性肠病患儿营养素的缺乏更加严重，营养治疗不仅可以治疗炎症性肠病，减轻临床症状，而且可以维持缓解期。与一般药物治疗相比，这是一种非侵入性的、提前预防的、不良反应少的治疗方法，在对炎症性肠病患儿的治疗中更是必不可少的一部分。

对于炎症性肠病患儿，5-氨基水杨酸是比较安全的药物。它的副作用相对轻微，如胃肠道不适、肝肾功能损伤、白细胞计数下降等，停药后多可恢复。

对于炎症性肠病患儿，激素还是属于高风险药物，副作用较大。有些研究发现，激素可导致炎症性肠病患儿青春期延迟、生长受阻、骨量流失、痤疮、高血压、情绪变化等。有报道称，接受布地奈德的患儿出现脑垂体-肾上腺轴抑制。关于激素长期治疗是否会抑制儿童的正常生长速度，尚无定论。

硫唑嘌呤常见的不良反应有骨髓抑制、肝功能损害和胰腺炎等。因此，初次用药一般从 1/3 或半量开始，4 周左右逐渐增加到足剂量，其间需监测血常规和肝功能。对炎症性肠病患儿来说，嘌呤类药物的安全性取决于性别和 EBV 感染的状态。对年轻女性患者来说，嘌呤类药物是相对安全的。而对男性患儿来说，嘌呤类药物是高风险的（氨甲蝶呤可能是更好的选择）。35 岁以下男性患者使用巯嘌呤类药物，会增加肝脾 T 细胞淋巴瘤、单核细胞淋巴组织增生的发生风险。

他克莫司可用于激素难治性结肠炎患儿的诱导治疗，其不良反应一般较轻，如高血压、震颤、肾功能异常、血糖升高，多为可逆性不良反应。用药 2 年内，约 40％的患儿可避免结肠切除。但许多患儿过渡到维持治疗时出现病情恶化。

国内外均有应用沙利度胺治疗难治性克罗恩病使病情缓解的文献报道。沙利度胺具有免疫抑制和免疫刺激的双重作用，从而影响炎症组织的白细胞外渗并抑制炎性反应。此外，其还具有抗血管生成及抑制氧自由基等作用。沙利度胺的不良反应包括周围神经病变、嗜睡、乏力、便秘、皮肤干燥、粒细胞减少等。其中，因神经毒性作用不可逆，限制了该药在临床上的应用。对使用该药的患儿，应定期随访神经传导检查结果。应用沙利度胺治疗儿童炎症性肠病的剂量和用法还在不断地摸索及经验积累过程中。

（王天蓉）

🔖 问题 83　儿童应该使用哪种生物制剂？

目前，在我国生物制剂中，只有抗肿瘤坏死因子（TNF-α）类药物，英夫利西单抗和阿达木单抗被批准用于治疗儿童炎症性肠病，其他药物还在研究中。

对炎症性肠病患儿，抗 TNF-α 药物总体安全性良好。英夫利西单抗适用于：常规糖皮质激素或免疫抑制药物治疗无效的中重度活动性克罗恩病或溃疡性结肠炎患者；传统治疗，如抗生素、外科引流和（或）免疫抑制药物治疗无效的瘘管型克罗恩病患者。

英夫利西单抗用于炎症性肠病患儿的初始剂量为5毫克/千克，使用方法为5毫克/千克初始静脉滴注，在第0、2、6周给予诱导缓解；3剂无效者不再继续使用。有效者随后每隔8周给予相同剂量作长程维持治疗。对于初始治疗有效但之后无效的克罗恩病患儿，可以考虑增加英夫利西单抗剂量，每次10毫克/千克。

阿达木单抗临床用于治疗克罗恩病患儿时，推荐根据体重给药。对于体重＜40千克的患儿，初始诱导剂量为80毫克，2周后给药40毫克，此后每2周给药20毫克；对于体重≥40千克的患儿，初始第1天应给药 160 毫克，2 周后给药 80 毫克，此后维持每 2 周 40 毫克。

有统计数据显示，在使用抗 TNF-α 药物诱导缓解的治疗方案中，88％的克罗恩病患儿及 76％的溃疡性结肠炎患儿可获得疾病缓解。但对于抗 TNF-α 药物治疗有效的患儿，在停用抗 TNF-α 药物 12 个月以后，有 39％的克罗恩病患儿及 35％的溃疡性结肠炎患儿会复发。由此可见，虽然抗 TNF-α 药物的临床效果很好，但是停用后的复发率很高。

由于英夫利西单抗是 TNF-α 的免疫球蛋白嵌合单克隆抗体，长期使用易产生抗嵌合抗体。所以有研究建议，用药时应同时给予免疫调节剂，以预防人类抗嵌合抗体的产生。部分患儿用药后可出现蝴蝶疹、多发性关节炎等阳性抗体相关的药物性狼疮症状，也有个例报道发生严重感染，如结核、组织胞质菌病、李斯特菌病以及间质性浆细胞肺炎等。虽然有报道称，成年人使用英夫利西单抗的不良反应也有增加感染、肿瘤和免疫反应；但在儿童方面，目前证据还不充分，有研究分析了 5788 例炎症性肠病患儿随访 9 年的数据，没有发现英夫利西单抗与恶性肿瘤或淋巴增殖性疾病存在相关性。

目前，我国又批准了将乌司奴单抗和维得利珠单抗用于治疗炎症性肠病成年患者。乌司奴单抗是抗 IL-12 及 IL-23 共有 p40 亚基的全人源单克隆抗体，其疗效在炎症性肠病成年患者治疗中已得到广泛认可，目前有成功用于儿童炎症性肠病治疗的临床个例报道。好消息是在 2020 年 7 月，美国 FDA 已批准乌司奴单抗用于治疗 6 岁及以上的适合光疗或者系统治疗的中重度斑块型儿童银屑病，欧洲 EMA 也批准将其用于 6 岁及以上光疗及系统治疗无效或无法应用以上治疗的中重度儿童银屑病。维得利珠单抗是一种高选择性作用于肠道的人源化单克隆抗体，在炎症性肠病成年患者治疗中有较好的疗效。在 2022 年的欧洲克罗恩病与结肠炎组织（ECCO）会议中，发布了维得利珠单抗治疗炎症性肠病患儿的前瞻性多中心试验研究，研究结果显示对于难治性炎症性肠病患儿，维得利珠单抗诱导治疗是有效和安全的，尤其对溃疡性结肠炎患儿。

（王天蓉）

问题 84　干细胞移植能治愈婴幼儿炎症性肠病吗？

儿童早发型炎症性肠病较多见于男性

患儿。早发型炎症性肠病患儿往往发病年龄早，有较强的家族史，多由单基因缺陷所致，与一般儿童及青少年炎症性肠病的发病机制不同，且患儿的消化道及全身症状更重，病死率较高。2015 年，复旦大学附属儿童医院黄瑛教授多学科研究团队完成了中国首例脐血干细胞移植治疗白细胞介素-10 受体 A（IL10RA）突变患儿，此后陆续接诊患儿 70 例以上，并对其中 40 余例患儿开展了异基因造血干细胞移植治疗，取得了较好的疗效。

那么，什么是干细胞移植呢？目前正处在研发和临床试验阶段的干细胞来源主要包括以下三种：胚胎干细胞，又称 ES 细胞；诱导多能干细胞，又称 iPS 细胞；其他类型的干细胞，包括造血干细胞、体干细胞等。胚胎干细胞有伦理的因素影响，临床应用前景暗淡。诱导多能干细胞由于存在潜在的致癌性,临床应用也受到了很大的限制。体干细胞以及造血干细胞,作为干细胞主要来源,具有很多的临床应用优势。

体干细胞在发育后广泛存在于全身各器官和组织中。体干细胞的多向性和多分化潜能虽然低于 ES 细胞和 iPS 细胞;但是其通过细胞分裂繁殖可以实现自我更新、自我复制,可以产生它们起源器官的每一种细胞类型。体干细胞来源于人体组织,缓解了伦理上的矛盾;其不需要任何基因重组,也降低了治疗的致癌风险。体干细胞可以是自体的,也可以是同种异体的,分别来自患者以及捐献者。到目前为止,已经用于治疗炎症性肠病的干细胞包括造血干细胞、间充质干细胞以及自体肠干细胞等。

有科研团队利用造血干细胞移植治疗难治性克罗恩病例 12 例,治疗结果显示均取得了临床症状明显缓解,临床炎症活动指数明显改善。同期有其他科研团队对 5 例克罗恩病合并有瘘管的患者进行间充质干细胞移植试验。1 例因间充质干细胞受到细菌污染而退出试验；其余 4 例共 8 处瘘管，接受了自体间充质干细胞瘘管内局部注射治疗，随访 12～30 个月，6 处瘘管呈完全闭合，另外 2 处呈部分闭合，瘘管溢液减少，并未见不良反应，显示间充质干细胞对克罗恩病及其并发症有明显的治疗作用。

对临床来讲，间充质干细胞移植是一个比较合适的选择。间充质干细胞是一种具有多向分化潜能的非造血体干细胞，主要存在于骨髓以及脐带血中，可塑性很强，可在不诱导的条件下分化为脂肪细胞、肝细胞、血管内皮细胞等多种细胞成分。间充质干细胞提取安全方便、易于分离、纯化和体外扩增，移植后并发症少，同样也不涉及伦理问题。间充质干细胞治疗炎症性肠病的机制主要在于间充质干细胞移植可以增强肠道上皮修复能力，可以调节肠道免疫。黄瑛教授多学科研究团队就是使用脐带血替代造血干细胞移植来治疗早发型炎症性肠病患儿，特别是那些存在 IL10RA 基因突变的患儿，这是唯一有效的治疗方案，对部分患儿甚至能达到治愈的效果。

（王天蓉）

问题 85　儿童早期炎症性肠病是大便带黏液吗？

目前，炎症性肠病呈现低龄化趋势，炎症性肠病患儿占炎症性肠病患者总人数的 20%～25%，其中又有约 80% 的儿童和青少年炎症性肠病患者处于 10～18 岁的年龄阶段，10 岁以下的炎症性肠病患儿约占炎症性肠病患者总数的 $5\%\sim10\%$。

而 6 岁以下发病的炎症性肠病患儿，我们称为儿童早发型炎症性肠病（VEO 炎症性肠病），比较多见于男性患儿；溃疡性结肠炎是 VEO 炎症性肠病中最常见的类型；早发型未定型结肠炎诊断比例相对更高。研究发现，早发型炎症性肠病在后续随访的 40 个月内，有 40% 患儿的诊断会发生更改，而原先诊断为未定型结肠炎的患儿大部分仍无法明确类型；与早发型相比，极早发型炎症性肠病的未定型结肠炎比例也相对更高，说明年龄越小，诊断的困难程度也越高。

早发型炎症性肠病的临床表现不具有特异性，比如腹痛、腹泻、直肠出血、肛周病变、发热，也可以表现为普通的炎症性肠病。相对于 $12\sim18$ 岁的克罗恩病或者成年克罗恩病，早发型炎症性肠病的患儿较少出现肠道狭窄和穿孔，肠镜下表现更常见侵犯孤立性结肠，因而也更易出现便血。生长发育迟缓可能是儿童炎症性肠病和成年炎症性肠病最大的一个差异。

儿童处于生长发育的关键时期，肠道的炎症损坏会导致患儿营养吸收不良，易出现个子不长、体重下降等发育迟缓的表现，通常会影响患儿日后的生长发育以及生理、心理、性格方面的改变，并且克罗恩病患儿的生长更加滞后。

早发型炎症性肠病经常侵犯患者的结肠，对于一些长期腹痛、腹泻的患儿，当一般消炎药止泻药效果欠佳时，我们要高度警惕炎症性肠病的可能。

早发型溃疡性结肠炎主要侵犯全结肠病变，呈现侵袭性表现，不累及直肠；而迟发型和成年型溃疡性结肠炎的侵犯部位最常见于左半结肠，一般累及直肠，也有全结受累的病变，维持胃肠道的稳态是我们预防溃疡性结肠炎的主要方式。

早发型克罗恩病主要侵犯部位有孤立性结肠、回盲部以及上消化道，且慢慢地扩展为回结肠；迟发型和成人型克罗恩病最常侵犯的部位是回盲部。

考虑到炎症性肠病患儿的各个器官功能都还不成熟，在用药治疗时要特别注意药物的不良反应。就目前的医疗水平来说，炎症性肠病是一种慢性疾病，目前无法完全根治，需要考虑长期维持治疗。因此，对炎症性肠病患儿除进行现阶段治疗外，还要考虑从儿童到成年治疗过渡的问题。另外，儿童更易受环境影响，炎症性肠病患儿较成年人更易受艰难梭菌的感染，从而加重肠道症状。

（王天蓉）

📷 问题 86　克罗恩病肠切除术康复怎么做？

如果克罗恩病患者经过内科治疗未能有效控制病情发展，就有可能出现较严重的并发症或者癌变，这时需要请外科医生帮忙针对并发症及时进行手术干预。常见的需要手术治疗的情况有完全性肠梗阻、高通量内/外瘘、腹腔/肛周脓肿、急性穿孔、不能控制的大量出血及癌变。手术方式主要根据病变的部位、范围来确定，也要结合患者当时的一般情况、营养状态等实际问题。这一般是由炎症性肠病多学科团队经过充分深入的讨论后共同决定的，但是主刀的外科医生也一定会告诉我们的患者及其家属最终还是要亲眼看见病灶后再决定手术的方案，因为克罗恩病病变复杂程度可以远远超出术前肠镜及影像学检查的范围。

患者经过手术治疗再次回到消化内科，术后康复的重点则要转移到如何预防术后复发及如何予以术后营养支持治疗。术后3个月内，需要通过影像学检查，评估术后腹腔内疾病活动情况，了解手术吻合口修复的情况，要排除腹腔有无残余脓肿等，通过血生化检查了解患者炎症活动指标及营养状况。可在术后3～6个月内进行内镜检查（如果内镜能达到吻合口处，特别是1年内未行内镜检查的），随后可考虑每年进行1次内镜检查，以确保及时发现后期复发的情况。对已行多次切除术的患者，应及时筛查和评估有无短肠综合征。

预防用药一般推荐从术后2周开始。对易于复发的高危患者，可考虑使用硫唑嘌呤或巯嘌呤。对术前使用生物制剂治疗失败的患者，术后需谨慎进行预防性生物治疗。目前，关于药剂的选择，尚无高质量数据指导。对于生物制剂浓度足够但治疗失败的患者，可选择具有替代作用机制的生物制剂；对既往药物不耐受的患者，可选择不同的药物进行治疗。

　　术后营养治疗和支持也是康复的重要手段之一。如果在术中发现患者有十二指肠瘘、残余小肠广泛炎症性病变、高位小肠造口、短肠综合征的风险，建议术中建立肠内营养途径，以便在术后适当条件下开展肠内营养治疗。克罗恩病患者术后一旦可以达到肠内营养的条件，就建议尽早开始肠内营养。这样不仅能够促进肠道运动功能恢复，改善营养状况，而且有助于维护肠黏膜屏障功能，降低感染的发生率，缩短术后住院时间。克罗恩病患者术后经口进食时间须根据患者手术方式、是否造口、并发症情况等进行调整。然而,针对克罗恩病患者不同手术方式术后饮食恢复的情况,目前暂无大样本、高质量的证据。而且克罗恩病术式复杂多样,仍保留部分无外科手术切除指征的病变肠管,这都可以影响术后恢复。因此,造口患者或可于术后2～4小时恢复饮水进食,但一期吻合患者恢复进食的时间则需根据具体情况适当延长,多数需延长至肠功能恢复。

（王天蓉）

问题 87　溃疡性结肠炎全结肠切除后可以治愈吗?

当溃疡性结肠炎患者在内科治疗药物疗效不佳,被腹泻、解黏液脓血便的症状折磨得几近绝望时,常常会留有最后一丝希望问医生，是不是做全结肠切除就能治愈疾病了？作为医生，我们还是要理性地为患者及家属们做出尽可能客观全面的分析，以便他们能充分理解其中的医学知识，再做出相对正确的选择，来配合今后的治疗共渡难关。做全结肠切除术，从解剖学上来说是将溃疡性结肠炎治愈了，但从临床医疗角度来说，患者们并不能与腹泻、解黏液脓血便的症状彻底"告别"。

目前，外科针对溃疡性结肠炎做全结肠切除的方式有两类。

一类是回肠储袋肛管吻合术（ileal pouch-anal anastomosis，IPAA）。患者比较年轻，有条件、有需求想保留肛门功能的，目前在国内首选 IPAA。该术式在切除全部病变靶器官的同时，保留了完整的肛门括约肌功能，通过回肠储袋代替直肠的部分蓄便功能，兼顾疾病根治与部分功能保留。说实话，IPAA 对外科医生的要求较高，即使是经验丰富的炎症性肠病专业外科主任级的医生，也需要在术中根据患者肠道实际情况来决定手术最终方案。通常情况下，IPAA 分两次进行：一期行全结直肠切除＋回肠储袋肛管吻合＋储袋近端回肠转流性造口术；初次手术 8～12 周后，二期行造口关闭术。目前，临床上多采用 J 形储袋，制作简单，易于排空，功能较好。如果术前患者溃疡性结肠炎症状急性暴发得比较严重，则需要三期手术才能完成：第一次手术行结肠次全切除＋回肠造口术，第二次手术行残余结直肠切除＋回肠储袋肛管吻合＋回肠造口术，第三次手术行回肠造口关闭术，每阶段手术间隔 8～12 周。三期手术的优势在于降低一期手术期间尤其急性重症溃疡性结肠炎的手术风险与并发症发生率。但在后一次手术时,可能由于初次手术后的腹腔粘连、解剖层次不清而增加手术难度。术后所做人工储袋开始的数月中,患者们仍可能面临回肠储袋替代功能不足、一天解便10余次的情况,这时需要肠道收敛剂的帮助。术后1年,约40%的患者会发生储袋炎,储袋炎的症状通常包括大便次数增多、大便急、失禁、夜间渗液、腹部绞痛、盆腔不适等。罕见发热、消瘦和血便。而储袋炎的病因和发病机制目前尚不完全清楚,有研究表明可能与菌群失调有关。治疗除肠益生菌、抗生素外,严重者可能还需要激素/免疫调节剂甚至生物制剂等。

第二类是全结直肠切除＋回肠造口术。如果在老年患者或一般情况很差的患者,急性重症溃疡性结肠炎暴发且内科挽救方案失败,那么外科医生在综合评估后,也会选择全结直肠切除＋回肠造口术。这些患者可能要面临终生造瘘的生活，日后的生活质量会受影响。患者们需定期到医院检查，检测营养状况，定期检查小肠黏膜的状况，并定期检查直肠残端情况与盆底功能。

（王天蓉）

问题 88　克罗恩病疾病进展至什么情况下需要手术？

虽然我们一直说克罗恩病是一种需要长期在消化内科治疗随访的疾病，但在它的整个治疗过程中，我们仍时不时地需要外科医生们的大力帮助。近年来，炎症性肠病多学科诊疗团队的出现也使对我们每一位炎症性肠病患者的诊疗水平有了很大的提升。其间，外科医生们功不可没。有统计说，至少有一半的克罗恩病患者一生中需要接受一次或多次外科手术治疗。当克罗恩病患者在内科治疗中遇到下列情况时，都可以考虑寻求外科医生的帮助。

（1）药物难治性疾病：对药物治疗应答不充分、病变比较局限、发生并发症或不能耐受药物治疗的患者，一般可考虑手术治疗，以减轻疾病负荷，提高今后的内科药物治疗效果。

（2）狭窄：对于反复出现肠梗阻症状的小肠或吻合口狭窄患者，若生活质量和营养状况严重受影响、不能接受药物治疗和（或）内镜扩张，则需要进行手术治疗。对长期结肠狭窄不能充分进行内镜检查的患者，应该考虑切除治疗。

（3）穿透性疾病：游离穿孔患者应接受手术切除穿孔节段肠管。对穿透性克罗恩病伴有脓肿形成的患者，可应用抗生素联合或不联合引流,然后根据临床情况和患者意愿进行择期选择性切除手术及药物治疗。如果患者经内科药物治疗后仍存在高通量肠瘘,严重影响营养吸收和水电解质平衡,则应考虑手术治疗。

(4)出血:对稳定性胃肠道出血患者,可应用内镜和(或)介入放射技术进行评估和治疗;对不稳定的患者,尽管采取复苏措施,但通常还要进行手术探查。

(5)复杂肛瘘:括约肌间的瘘管结扎术是治疗克罗恩病合并复杂肛瘘的可选术式;推移皮瓣修补术也可作为治疗克罗恩病合并复杂肛瘘的可选术式;克罗恩病相关的肛门及直肠生殖器瘘非常复杂且罕见,建议应由经验丰富的多学科诊疗团队进行治疗。

(6)癌变:一般来说,克罗恩病发生癌变的概率并不高,但也不容忽视。克罗恩病患者发生小肠腺癌报道过的危险因素有疾病持续时间长、年轻时起病、男性、空肠/回肠远端病变、狭窄和慢性穿透性疾病、使用激素和免疫抑制剂等。综合分析，克罗恩病小肠腺癌的最强风险因素，似乎是克罗恩病长期病史和肠腔狭窄。克罗恩病患者发生结直肠癌的危险因素是结肠受累和合并原发性硬化性胆管炎。因此，建议我们的患者一定要定期复查和监测病变情况，尽量做到早发现、早治疗。

（王天蓉）

问题 89　溃疡性结肠炎疾病进展至什么情况下需要手术？

一般来说，在溃疡性结肠炎治疗过程中，总有一些患者因内科药物治疗无法控制严重的炎症活动而需要外科帮助。溃疡性结肠炎的外科手术治疗指征包括绝对指征和相对指征。

（1）绝对指征：①当溃疡性结肠炎患者出现消化道大出血、肠穿孔等并发症时，应行急诊手术。②内科治疗无效的急性重症溃疡性结肠炎，病情重、发展快，处理不当会危及生命。欧洲克罗恩和结肠类组织（ECCO）推荐对急性重症溃疡性结肠炎患者首选静脉足量激素治疗，如 3 天后治疗无效，应及时转换拯救治疗；若 7 天后拯救治疗仍失败，则推荐立刻行结肠切除手术。③于溃疡性结肠炎患者，中毒性巨结肠是一种潜在的致死性并发症，其一旦合并肠道穿孔，病死率高达 27％～57％，且病死率随着穿孔发生与实施手术之间时间的延长而增高。因此，国内外大部分指南或共识建议对中毒性巨结肠应更早手术干预。

④溃疡性结肠炎合并癌变及不典型增生，长期慢性溃疡性结肠炎活动合并结直肠癌的风险增高。溃疡性结肠炎合并癌变或癌前病变（如平坦黏膜上的高度不典型增生），应行全结直肠切除。对溃疡性结肠炎合并平坦黏膜上的低度不典型增生的患者，可行全结直肠切除，或3～6个月后随访；如仍为同样改变，亦应行全直结肠切除。对隆起型息肉上发现不典型增生而不伴有周围平坦黏膜上不典型增生的患者，可行内镜治疗并随后密切随访；如果无法行内镜治疗，则考虑行全结直肠切除。

（2）相对指征：①对积极内科治疗无效的重度溃疡性结肠炎患者，或者因疾病、肠外并发症或药物不良反应而使日常生活质量严重受损的患者，也可考虑行外科干预。②若儿童患者因难治性溃疡性结肠炎而导致生长发育障碍，经营养及药物治疗后仍无改善，则可考虑外科手术。

中华医学会消化病分会炎症性肠病学组于 2020 年 7 月发布的《炎症性肠病外科治疗专家共识》中提到，溃疡性结肠炎的手术适应证有：①对药物治疗无效的急性重症溃疡性结肠炎患者，推荐手术治疗；②对内科治疗效果不佳的慢性复发型溃疡性结肠炎患者，推荐及时手术治疗；③对高龄溃疡性结肠炎患者，如果药物疗效不佳，推荐尽早手术治疗；④对长病程溃疡性结肠炎合并结肠狭窄的患者，推荐手术治疗；⑤对溃疡性结肠炎癌变、内镜切除不满意和不适宜内镜切除的上皮内癌变的患者，推荐手术治疗。由此可见，目前在针对溃疡性结肠炎的治疗中，医生们对溃疡性结肠炎病程发展的特点越来越明确，将外科干预的时间点较前明显提前，这样就能更好地挽救重症溃疡性结肠炎患者的生命，也能提高发生恶性并发症患者的救治成功率。

（王天蓉）

问题 90 什么是内镜下扩张？

炎症性肠病合并肠梗阻多见于克罗恩病。克罗恩病伴发肠梗阻大多由肠道炎症活动、组织水肿或炎症纤维化所致。早期肠梗阻可能仅由组织水肿所致，通过禁食、留置胃管及抑制炎症药物（如糖皮质激素或生物制剂等）治疗可以恢复肠道通畅。一旦肠壁组织形成纤维化，内科保守治疗常就难以解除梗阻，这时非药物治疗将成为更好的选择。CT 或 MR 肠道成像技术检查能对肠道纤维化样改变做出初步判断，但多数患者需依靠临床病程进行辨别。另外，炎症性肠病术后吻合口狭窄也是克罗恩病肠梗阻的常见病因。

从病程进展及治疗选择而言，外科处理是克罗恩病合并肠梗阻，特别是已形成肠道纤维化患者的最终选择。由于反复肠道切除可能导致短肠综合征，所以保留或节约肠管是狭窄型克罗恩病的重要治疗原则。对于短节段、无炎症、有症状的肠管或吻合口狭窄的患者，可以考虑内镜下球囊扩张。内镜下球囊扩张术是治疗克罗恩病原发和继发肠道狭窄的一种较为安全的方法。内镜治疗克罗恩病肠道狭窄的随访结果显示，内镜下球囊扩张治疗的近期疗效较好，症状缓解率可达 70.2%；但远期疗效较差，仍有 1/3 经内镜下球囊扩张治疗的克罗恩病患者需要手术治疗，随访 5 年有 75% 的患者需要手术干预；但内镜下球囊扩张治疗还是为患者延长了平均 33 个月的施行手术的时间。

内镜下球囊扩张术已被广泛应用于胃出口、十二指肠、结肠和回结肠吻合口狭窄的治疗。特别是对于十二指肠狭窄，内镜球囊扩张术是首选的治疗方法。随着气囊辅助式小肠镜的出现和发展，通过球囊扩张治疗小肠狭窄也成为可能。内镜下球囊扩张术适用于纤维性狭窄患者，一般狭窄长度＜4 厘米、狭窄良性病变、呈直线的腔内单个或多个肠段狭窄、狭窄数量 1～3 处、狭窄附近（5 厘米以内）无瘘管开口等。对原发性狭窄或外科术后吻合口狭窄均适用。柱状球囊扩张术通常为一线选择方案，建议目标球囊大小为 15～20 毫米。内镜下球囊扩张术的常见并发症主要有穿孔、出血、瘘管形成及狭窄复发等。多数患者需要重复扩张治疗。其并发症发生率较低,其安全性已经得到广泛认可。

(王天蓉)

📷问题 91　什么是腹腔镜手术?

腹腔镜手术是新发展起来的微创方法,自 1991 年 Jacobs 等报道首例腹腔镜结肠切除术以来,经过 30 余年的发展,腹腔镜手术目前已逐渐成为结直肠外科治疗的主要发展趋势。在炎症性肠病的外科治疗中,腹腔镜手术也成为外科医师采用的主要手术方式。

一、腹腔镜手术在溃疡性结肠炎中的应用

美国结直肠外科医师协会指南确定了溃疡性结肠炎的手术适应证,主要包括难治性溃疡性结肠炎,对药物治疗不能耐受或者有癌变/癌变倾向(包括重度异型增生等)的溃疡性结肠炎。目前,溃疡性结肠炎的标准术式为全结直肠切除回肠储袋肛管吻合术(IPAA),手术主要采取二期手术或三期手术方法。二期手术要分两次进行,先行全结直肠切除、回肠储袋肛管吻合术及临时性回肠造口术,第二次手术时关闭回肠造口。三期手术要分三次进行,第一次先行结肠次全切除术和回肠末端造口术,第二次手术行直肠切除和临时性回肠造口术,第三次手术关闭造口。由于一期手术(一次手术)出现吻合口瘘、盆腔脓肿等并发症可能比较多,并且可能影响储袋的功能,所以目前只对少数患者采取一期手术,同时一期手术对专业医生的要求较高。腹腔镜手术适用于大多数溃疡性结肠炎患者的结肠切除,因为小肠无梗阻,且肠道炎症往往比较表浅,所以全结直肠的分离均可在 Toldt's 间隙内进行,保证了腹腔镜手术的微创优势。结合手辅助腹腔镜的手部触感更敏感和腹部看得更清楚,故腹腔镜手术的优势比传统手术大。溃疡性结肠炎二期手术的第一次手术可全程在腹腔镜下进行。

二、腹腔镜手术在克罗恩病中的应用

克罗恩病的穿透性炎症导致腹腔脓肿和瘘管,可引起周围组织的明显炎症粘连,甚至造成与腰大肌或腹壁的粘连,致使升结肠及系膜与后腹膜间的 Toldt's 间隙丧失,导致克罗恩病行腹腔镜切除难以遵循间隙内分离的原则,整体难以分开。同时,升结肠系膜的炎症性增厚以及肠管狭窄引起的近端肠管扩张,可导致腹腔镜视野受限、显露不佳,增加了腹腔镜手术操作的难度。因此,目前对于部分克罗恩病患者行腹腔镜手术尚存在一定争议,但是可以先尝试腹腔镜,如没有办法单纯使用腹腔镜手术再转为开腹手术,当然最好是在手术前就能通过多学科讨论明确到底采用腹腔镜手术还是开腹手术。

对于非复杂性的小肠型和回结肠型的纤维狭窄性克罗恩病患者,由于病变部位相对局限,腹腔无广泛粘连,腹腔镜视野良好,手术操作相对简单,所以可以充分发挥腹腔镜手术的微创优势。然而,冰冻腹腔(比如曾经手术过多次)、肠皮瘘、切口疝和(或)造口旁疝、急性小肠梗阻伴近端明显扩张等情况下,建议不要采取腹腔镜手术的方式。

复杂性的小肠型和回结肠型克罗恩病患者,由于常合并瘘管、脓肿、多发或长节段病变或近端梗阻,局部粘连明显,分离困难，且手术视野受限，所以腹腔镜手术难度在某种程度上提高了。

（童锦禄）

问题 92　什么时候可以造口还纳？

首先，我们需要明确患者为什么需要造口？

溃疡性结肠炎患者出现严重并发症，如中毒性巨结肠、肠穿孔导致重度感染甚至休克，需要急诊手术；或者因药物治疗无效，又或者出现严重的药物副作用，以及长期炎症开始癌变等不能继续内科药物治疗，而需要手术。现在一般行全结直肠切除回肠储袋肛管吻合术。这种手术常需要分期进行，如分 2~3 次进行，并且第一次需要做临时性肠造口，后期可还纳。若炎症严重影响肛管与直肠括约肌功能，引发梗阻病变，则可能需要终身性造口。

克罗恩病暂时性造口是为了避免吻合口并发症（如吻合口瘘），主要原因包括患者全身状况差（低白蛋白血症、贫血、腹腔感染、疾病重度活动）或远端肠管仍存在病变（如肠梗阻、肠瘘）。一般于手术后3～6个月，待患者状况改善后，可以行造口还纳。永久性造口的主要原因是患者存在严重的肛门直肠病变，肛门无法发挥控便功能，或者患者有严重的全结肠克罗恩病，需要实施全结肠甚至直肠切除。

其次，我们需要了解还纳需要具备哪些条件？

造口还纳的时机选择取决于造口的原因、腹壁切口及腹腔有无感染、肠道的炎症和水肿情况、造口远端有无梗阻狭窄以及患者的全身综合情况等。因此，在造口还纳前需要综合全身情况进行评估：确保远端肠管通畅，没有狭窄梗阻或不愈合的瘘管形成；否则，还纳后可能再度引发严重的临床症状或者很短时间内复发。常规来说，造口2～3个月后，腹腔粘连减轻，如果全身炎症情况与营养状况改善，则可以择期还纳，但是部分患者由于营养状况不好，腹部粘连还存在，所以需要在半年到一年才还纳。因此，根据造口部位，需要排除残留的肠管是否仍然存在狭窄、梗阻或瘘的情况，确保造口还纳后肠道通畅。一般检查包括直肠指诊、远端肠管造影、肠镜、腹部肠道CT或者肠道磁共振、实验室检查等。通过这些检查，不仅可以了解远端肠管有无梗阻、狭窄，又能排除有无肠瘘、吻合口瘘，同时可以了解远端肠管的长度，预判手术效果。如果远端肠管存在狭窄梗阻或与邻近器官存在瘘（膀胱瘘、子宫瘘等），或是直肠肛管狭窄或合并复杂性肛瘘而影响肛门括约肌功能，则暂时无法还纳造口。

（童锦禄）

问题 93　炎症性肠病患者术后还需要使用药物吗？

一、关于溃疡性结肠炎术后用药

据国外文献报道，10%～30%的溃疡性结肠炎患者将在一生中的某个时间接受手术，但是该概率在国内比较小。上海交通大学医学院附属仁济医院的经验表明，该概率低于3%。虽然溃疡性结肠炎被认为可以通过手术"治愈"，但接受过回肠储袋肛门吻合术的患者可能会发展至储袋炎，甚至克罗恩病。急性储袋炎的一线治疗包括口服抗生素2周（可以选择环丙沙星或者同类抗生物）。其他初始疗法包括甲硝唑或替硝唑。一篇研究纳入了 16 例急性储袋炎患者，结果发现与甲硝唑相比，环丙沙星的缓解率更高，但也不是说甲硝唑无效。此外，接受环丙沙星治疗的患者，不良反应（如呕吐、味觉障碍、周围神经病变）发生率较低。

对于初始抗生素治疗有效但每年复发次数≥3 次或初始抗生素治疗时间≥4 周（双抗生素或单药治疗）的回肠储袋炎患者，通常给予益生菌行维持治疗。初始维持治疗采用益生菌 VSL♯3（乳杆菌、双歧杆菌、唾液链球菌以及嗜热链球菌的混合剂型，价格昂贵）。慢性回肠储袋炎的初始治疗为局部（直肠）应用美沙拉秦。对于局部（直肠）应用美沙拉秦联合口服美沙拉秦治疗 4 周后症状未缓解的患者，后续治疗方案包括：①开始局部（直肠）应用常规激素(栓剂、泡沫剂或灌肠剂)治疗,一日 1 次,持续 2 周。②开始局部(直肠)布地奈德(如泡沫剂)治疗,一日 1 次,持续 2 周。

若慢性回肠储袋炎患者经美沙拉秦和糖皮质激素治疗失败,则可以使用生物制剂;综合考虑疗效和副作用,可以使用维得利珠、乌司奴单抗和抗 TNF 制剂(如英夫利西单抗、阿达木单抗)。

二、关于克罗恩病术后用药

手术对克罗恩病没有治愈作用。虽然手术通常可以在临床上使克罗恩病暂时消退,但大多数患者最终仍会复发。克罗恩病复发可表现为组织学或内镜下出现溃疡,后期慢慢出现临床症状。

为预防术后克罗恩病复发,可根据危险因素将患者分为低风险组和高风险组。对未接受过治疗的高风险患者,即术前未经历过硫唑嘌呤/巯嘌呤或抗 TNF 药物（英夫利西单抗、阿达木单抗）治疗失败的患者，在肠切除术后 2～8 周开始生物制剂治疗，当然根据具体情况可以联合硫唑嘌呤或者不联合硫唑嘌呤治疗；有部分患者经济条件有限，可以单纯使用硫唑嘌呤或者其他免疫抑制剂，但是要注意免疫抑制剂的副作用。对于接受过硫唑嘌呤/巯嘌呤或生物制剂治疗的高风险患者，建议在术后 4～8 周开始使用生物制剂治疗。

术后应用抗 TNF 药物（如英夫利西单抗和阿达木单抗）治疗可以降低克罗恩病复发风险。有证据显示，英夫利西单抗可降低术后克罗恩病的内镜下复发率，也可降低临床复发率。一项试验纳入了 297 例术后克罗恩病患者，英夫利西单抗组的内镜下复发率低于无治疗组（风险降低）。阿达木单抗也可有效预防克罗恩病患者的内镜下复发和临床复发。在一项随机试验中，51例克罗恩病患者在回结肠切除术后2周时被随机使用阿达木单抗、硫唑嘌呤或美沙拉秦治疗。跟踪随访2年，阿达木单抗治疗组患者的内镜下复发率显著低于硫唑嘌呤组和美沙拉秦组患者（复发率分别为6％、65％和83％）。

对于其他作用机制的生物制剂，也有在术后使用的证据。研究已经证实，乌司奴单抗和维得利珠单抗用于术后维持。新型生物制剂现在被不断地应用于临床，为手术后维持治疗提供了更多的选择，但效果可能与传统的抗TNF生物制剂（如英夫利西单抗和阿达木单抗）差不多。

关于5-氨基水杨酸减少克罗恩病术后复发的作用，目前仍然存在争议，部分学者认为效果不佳，而激素无法减少克罗恩病术后复发，如果使用免疫抑制剂，则需要注意不良反应，如白细胞计数降低、神经副作用和肝肾功能损害等。

（童锦禄）

问题 94　溃疡性结肠炎全结肠切除后如何预防储袋炎？

对于有回肠储袋的患者，建议采取以下措施预防回肠储袋炎和促进储袋功能优化：①避免或至少减少非甾体抗炎药的使用，因非甾体抗炎药可以增加发生慢性回肠储袋炎的风险。②保持理想体重，不要过胖，因为体重增加是回肠储袋失败的危险因素。③膳食调整，对于回肠储袋正常或有活动性回肠储袋炎的患者，建议不要吃难消化性碳水化合物和纤维含量高的膳食（如杂粮、笋等），因为小肠细菌在回肠储袋中过度生长会导致膳食碳水化合物或纤维发酵,增加排便次数和腹胀感。值得注意的是,膳食调整只适用于缓解症状,而不是治疗回肠储袋炎症。

关于建立回肠储袋后将益生菌用于预防急性回肠储袋炎,研究显示有一定效果,但试验规模均较小。因此,不会常规将每天服用益生菌或其他药物用于预防急性回肠储袋炎,但益生菌可用于预防急性回肠储袋炎发作。已用于回肠储袋炎的益生菌包括 VSL♯3(一种混合菌种药物)及其他复合益生菌或者单一菌种。上海交通大学医学院附属仁济医院的研究认为,VSL♯3有一定效果,但是其他菌种可能也有效果,比如酪酸菌或者其他混合菌种。

(童锦禄)

问题 95 溃疡性结肠炎相关储袋炎有什么表现？

一、临床表现

回肠储袋炎有多种临床类型，可能为急性或慢性，呈复发性或非复发性。症状的严重程度也不一，可能为排便次数增加（注意：正常情况下做好全结肠切除后每日排便 4～7 次，但是没有渗漏且通常无夜间排便，伴排便紧迫感，也可能出现更影响日常活动能力的症状，如盆腔痛和大便失禁。回肠储袋炎的其他常见症状包括腹绞痛、便血、夜间排便频率增加、尾骨疼痛、盆腔压迫感、发烧、脱水（极度口渴）、营养不良、严重的关节疼痛、疲劳等。

二、体格检查

某些患者的体格检查结果可能正常，

但也有一部分患者的体格检查可能显示下腹压痛、肠鸣音亢进、肛周皮炎。

三、实验室检查

常规实验室检查结果可能正常，也可能显示贫血、C反应蛋白升高、电解质异常、铁缺乏和维生素D缺乏。由于肠道有炎症，所以粪便炎症标志物（粪钙卫蛋白或乳铁蛋白）水平可能升高。合并原发性硬化性胆管炎或IgG$_4$相关胆管病的患者可能存在碱性磷酸酶和（或）胆红素水平升高。

四、影像学检查

在CT或者磁共振检查中，提示急性回肠储袋炎的表现包括储袋壁增厚、黏膜显影增强、储袋周围脂肪堆积、盆腔淋巴结肿大。

（童锦禄）

⊡ 问题 96　克罗恩病肛瘘挂线需要多久，长期挂线有副作用吗？

对于挂线移除的最佳时间，仍然没有共识意见。挂线拆除过早，有可能导致引流不通畅，进而导致瘘管无法闭合，甚至形成新发脓肿；挂线拆除过迟，则橡皮筋的存在可能降低患者的生活质量，也使得瘘管逐渐上皮化，拆除皮筋后的瘘管难以愈合。部分研究发现，在第 2 次英夫利西单抗治疗后移除挂线，短期内可以使肛门部位疾病活动性显著下降，但是从更远来看，愈合率比多用几次英夫利西单抗要低；也有研究发现，大部分克罗恩病肛瘘患者在 5 次英夫利西单抗治疗后移除挂线可以得到很好的疗效，并且生活质量也提高了。目前，建议根据肛瘘磁共振的评估情况决定何时拆除挂线,这样比较客观。

同时,挂线方式不同,挂线拆除时间也不同。引流(非切割)挂线不会切割括约肌,引流挂线若放置妥当且能有效缓解症状,则可长期留置,或在放置时间≥6周后,利用紧挂线行瘘管切开术,必须彻底分离紧挂线与括约肌之间的皮桥和皮下组织,以保证该治疗起效。每月对患者进行1次检查,并收紧挂线,直至深部腔隙消失。挂线可促进肉芽组织形成,并在分离括约肌前使创口边缘变坚实。挂线也可以在其前缘缓慢分离瘘管组织,同时在尾缘使组织愈合,从而保留括约肌的连续性,理论上可保留括约肌功能。根据基本的生物学原理,出现显著的胶原沉积及纤维化需历时4~6周,因此如果挂线切割速度快于该时间,则不能提供充足的时间形成瘢痕。

紧挂线瘘管切开术的两大并发症是复

发和失禁。在一项多中心研究中，有 200
例患者放置了松挂线并定期更换，最终所
有瘘管都得以清除，复发率为 6%。长期
保留引流挂线可导致失禁，对生存质量造
成不良影响，因此最终还是要将挂线拔
除的。

（童锦禄）

问题 97　药物可以闭合肛瘘吗？

克罗恩病肛瘘需要多学科综合治疗，
药物可以促进肛瘘闭合，但存在个体化差
异。目前，用于肛瘘的药物主要有抗生素、
5-氨基水杨酸、免疫抑制剂和生物制剂等。
环丙沙星和甲硝唑类药物是治疗肛瘘型克
罗恩病的常用抗生素，可缓解肛瘘型克罗
恩病患者的症状。而 5-氨基水杨酸及其前体药物、肠内营养治疗和微生态制剂对促进肛瘘型克罗恩病瘘管愈合的疗效不确切。硫唑嘌呤/巯基嘌呤等免疫抑制剂有助于促进肛瘘型克罗恩病的瘘管闭合和维持缓解。有报道称，他克莫司治疗活动性肛瘘型克罗恩病有效。由于免疫抑制剂的不良反应相对多见，所以在使用时需严密监测。

目前，国内外共识将抗肿瘤坏死因子药物（目前在国内主要是英夫利西单抗）作为复杂性肛瘘的一线治疗药物。英夫利西单抗是第一个经研究证实对瘘管型克罗恩病（出现瘘管至少 3 个月）有效的药物，可减少肛瘘型克罗恩病或其他瘘管的数量，促进并维持瘘管愈合。在肛周脓肿充分引流的前提下，使用英夫利西单抗联合挂线治疗肛瘘型克罗恩病，优于单独使用英夫利西单抗。联合使用抗肿瘤坏死因子药物和环丙沙星可提高肛瘘型克罗恩病临床缓解的效果。联合使用抗肿瘤坏死因子药物和免疫抑制剂（硫嘌呤类药物或氨甲蝶呤）可提高抗肿瘤坏死因子药物的浓度，从而提高疗效。同时也有研究认为，其他生物制剂（如阿达木单抗、乌司奴单抗）也能治疗肛瘘。现阶段通常认为单用维得利珠单抗治疗肛瘘的效果不好，单用激素对肛瘘无效。

（童锦禄）

问题 98　克罗恩病肛瘘有什么特征？

肛瘘是指肛管直肠与肛门周围皮肤相通的感染性管道，通常由内口、瘘管和外口三部分组成。25%～80%的成年克罗恩病患者合并肛周病变（包括肛瘘和肛周脓肿），其中肛瘘的患病率为 17%～43%。

　　需要注意的是,克罗恩病肛瘘与其他肛瘘不一样。克罗恩病相关肛瘘往往表现出久治不愈的特点,常有多个外口及多发性瘘管;部分患者可表现为肛瘘伴急性化脓性感染,瘘管多为复杂性,管道深而长,多同时合并有皮赘、非中线肛裂及肛管直肠狭窄。瘘管内口在齿状线以上,外口与肛缘的距离大于3厘米,可以有多个外口,瘘管较宽大,可合并肛周脓肿、直肠阴道瘘或肛管/直肠狭窄等。

　　对于出现肛门直肠疼痛和直肠周围皮损的患者,需要鉴别如下疾病:

　　(1)肛门脓肿是直肠周围感染性病变的急性表现。肛瘘大多由脓肿导致,约半数肛门直肠脓肿可导致肛瘘。

　　(2)脓肿可能伴发热,但瘘通常不伴发热。

　　(3)肛裂是齿状线远端肛管上皮的浅

表性线状撕裂，最常发生于后正中线。多数肛裂由肛管的局部创伤所致，如排出坚硬大便后。肛裂的疼痛比肛瘘更严重。肛裂也可见于克罗恩病、结核病和白血病患者。

（4）肛门溃疡或疮。肛门溃疡可由肉芽肿性疾病（如克罗恩病、结核病）或梅毒导致。

（5）化脓性汗腺炎是一种慢性毛囊闭塞性疾病，累及腋窝、腹股沟、肛周、会阴及乳腺下区的间隙皮肤。化脓性汗腺炎可发生于直肠周围区域，表现为流脓，但根据其在会阴或腹股沟区的典型位置，以及使用肛门探针进行温和探查通常容易区分该病。

（童锦禄）

🔲 问题 99 儿童能做肛瘘手术吗？

目前关于儿童克罗恩病肛瘘的文献非常少，特别是婴幼儿肛瘘方面。婴幼儿肛瘘多发于肛门两侧，较浅，有随生长发育自愈的倾向，与成人肛瘘有明显区别。至于选择保守治疗还是手术疗法，以及何时手术，目前尚存在争议。婴幼儿配合性较差，术后发生腹泻及便次增多者较多等。因此，有专家主张对 1 岁以内的婴幼儿行保守疗法，其后如无自然治愈倾向，再改用手术疗法。但是持续较长期的保守疗法会造成患儿集体生活障碍，有引起情绪障碍的风险。另外，如果家长强烈要求手术治疗，那么较长期的保守疗法也会影响家长对医师的信任度，所以保守疗法一般持续到 8 个月左右，以后采用瘘管切开法治疗。如在肛门两侧同时存在两个瘘管，则应分次行瘘管切开术。

（童锦禄）

📷 问题 100　哪种生物制剂对肛瘘最有效？

目前，炎症性肠病患者可获得的生物制剂非常多，包括英夫利西单抗、阿达木单抗、乌司奴单抗和维得利珠单抗等。它们对肛瘘的疗效不一。有一项试验纳入了94 例合并肛瘘的克罗恩病患者，结果发现与安慰剂相比，英夫利西单抗（5mg/kg 或10mg/kg）诱导治疗的瘘管完全闭合率更高（分别为 38% 或 55%，而安慰剂为13%）。另外有一项为期 54 周的维持治疗试验纳入了 282 例瘘管型克罗恩病患者，发现每 8 周使用 5mg/kg 英夫利西单抗的患者的瘘管闭合率高于安慰剂组（分别为 36％和 19％）。有报道称，用阿达木单抗治疗 46 例克罗恩病肛瘘患者，其中 83％为复杂性瘘管。治疗 6 个月时，72％的患者对阿达木单抗有反应（54％缓解，18％好转）；12 个月时，49％有反应（41％缓解，8％好转）。目前认为，英夫利西单抗和阿达木单抗是肛瘘长期治疗的首选药物。

虽然尚无随机试验评估生物制剂维得利珠单抗或乌司奴单抗治疗肛周克罗恩病的情况，但这些药物可能有一定益处。现有数据表明，维得利珠单抗的疗效有限，而乌司奴单抗对肛周克罗恩病患者有一定的益处。

（童锦禄）

问题 101 特定碳水化合物饮食对疾病有帮助吗？

经常有病友会问"该吃什么，不该吃什么"。目前有较多的研究表明，饮食与炎症性肠病的发病、症状和复发均密切相关。与药物治疗相比，饮食是患者可以自我调整的一个方面。饮食指导和饮食管理是炎症性肠病管理的关键环节之一，绝大多数患者会通过改变饮食来应对症状。

特定碳水化合物饮食（specific carbohydrate diet，SCD）是一种比较严格的针对碳水化合物种类的饮食限制，最开始是由 Sidney Haas 于 1951 年提出的，之后被生化学家 Elaine Gottschall 在他的著作 *Breaking the Vicious Cycle：Intestinal Health Through Diet* 中详细描述和推广。特定碳水化合物饮食规定能够进食的食物主要基于碳水化合物的分子结构，并不是指"低"碳水化合物，而是一种比较严格的针对碳水化合物种类的饮食限制：只允许摄入单糖类碳水化合物，去除双糖和大多数的多糖、淀粉等复杂碳水化合物。因此，能够摄入水果、某些富含直链淀粉的蔬菜、坚果、蜂蜜和酸奶，不能摄入谷类、乳糖、蔗糖、麦芽糖等。但是并不限制蛋白质和脂肪的摄入，如肉类、鸡蛋、家禽、鱼类、黄油和油类。但应当适当减少经过加工的肉类或其他食品。特定碳水化合物饮食首先从容易耐受的食物开始，如煮熟、去皮、去籽的水果或蔬菜，然后慢慢地增加食物的种类。

特定碳水化合物饮食最开始主要被儿科医师用于针对乳糜性疾病，之后才将其扩展到溃疡性结肠炎的治疗。目前，尚缺乏高质量的循证医学证据支持特定碳水化合物饮食在儿童炎症性肠病中的作用。已有的研究数据主要来自回顾性的病例研究和个案报道。一项系统性综述纳入的研究均为观察性研究，汇总结果提示特定碳水化合物饮食作为克罗恩病治疗的一种辅助手段，能够获得临床效益。有一项研究纳入了 50 例处于缓解期的炎症性肠病患儿，在应用特定碳水化合物饮食后，症状改善的平均时间为 29.2 天，特定碳水化合物饮食提高了所有炎症性肠病患者的生活质量，66％的患者症状完全消失，并且平均持续 9.9 个月。特定碳水化合物饮食控制急性发作症状的有效率为 91.3％，维持缓解的有效率为 92.1％。虽然没有对儿童炎症性肠病患儿进行专门分析，但是初步提示特定碳水化合物饮食可能是炎症性肠病的治疗手段之一。

（童锦禄）

问题 102　炎症性肠病患者是否需要检测食物过敏原？

炎症性肠病患者存在对单一食物或多种食物不耐受的情况，其对不同食物的不耐受程度也有一定的差异。不耐受食物会被机体识别为外来物质，从而导致发生免疫反应，产生食物特异性 IgG 抗体。因此，特异性 IgG 抗体是检测食物不耐受的重要指标。

国内有研究针对炎症性肠病患者进行 14 种食物的不耐受检测显示，70 例溃疡性结肠炎患者对 10 种食物（蛋黄蛋清、牛奶、蟹、大豆、西红柿、鳕鱼、玉米、蘑菇、大米和虾）产生特异性 IgG 抗体，194 例克罗恩病患者对 12 种食物（蛋黄蛋清、大米、玉米、西红柿、大豆、牛奶、小麦、蘑菇、蟹、鳕鱼、牛肉和鸡肉)产生特异性 IgG 抗体。其中，特异性 IgG 抗体阳性率最高的均为蛋黄蛋清。同时，他们还对食物不耐受的炎症性肠病患者进行了饮食干预，首先根据食物不耐受的分级结果将 14 种食物进行分类，然后依据食物分类结果为炎症性肠病患者制定饮食方案，所有患者根据饮食方案进行饮食，还要根据该研究提出的饮食注意事项对饮食习惯作出改变。饮食干预为期 4 个月，分别在干预 1 个月、2 个月和 4 个月时评价干预效果。结果显示，与干预前相比，饮食干预一段时间后，患者的炎症性肠病症状有不同程度的改善，特别是在饮食干预 2 个月和 4 个月时，患者的肠道症状、情感功能和社会功能均显著提高。上海交通大学医学院附属仁济医院研究发现，国内炎症性肠病患者比较不耐受的食物有蛋黄蛋清和乳制品等。

　　理论上，根据炎症性肠病患者的食物不耐受情况制定适合的饮食干预方案，指导炎症性肠病患者改变饮食习惯、调整饮食种类，并在饮食干预过程中检测相关性指标，可获得较好的饮食治疗效果。

　　实际生活中，每个患者对食物的反应不一样，不能毫无依据地恐惧和抵触某些食物。因此，解决的办法就是患者自己用心去观察，寻找并确定自己不能耐受的食物。我们强烈提倡患者记录好自己的饮食日记，用于解决食物不耐受问题。饮食日记应当长期坚持。内容包括全部饮食的时间、食品或饮料的种类，进食以后的主观感觉和症状，尤其是腹痛、腹泻等不适症状。并且，要详细记载每日大便的次数、性质以及颜色等。只要做到这一点，患者在几周后就会很快发现对何种食物不能耐受，并从食谱中删除这类食物，避免引发疾病活动。当然，患者也可以在几周以后，尤其在病情明显好转以后，再次尝试上述食物。在病情好转后，有的食物可以从不能耐受变为可以耐受。经历一次急性发作之后，患者恢复饮食时要先从原来耐受的食物开始。凡是煮熟透的肉、鱼、米糊、面糊和蔬菜，都应当是能够耐受的食物。饮食的种类要多样化，涵盖面包、蛋卷、黄油、果酱、蜂蜜、肉类、禽类、鱼类以及奶酪等。如果患者在几天后无任何不适，则可以添加新的食物，每 2～3 天添加一个品种；如仍无问题，则表明能够耐受，可以再继续添加更多的新品种。需要提醒的是，减量服用皮质激素类药物可能出现这样或那样的不适。这时，不要误以为是食物不能耐受造成的。

（童锦禄）

🩺 问题 103 炎症性肠病患者有特定的饮食吗？

排除饮食法是指去除炎症性肠病患者日常饮食中某些诱发或加重消化道症状的食物，是目前临床上普遍应用的炎症性肠病饮食管理方法，包括低渣、低纤维饮食和完全肠道休息。如果患者进食某种食物（即使改变烹调方式）总是（连续几周）引起消化道问题，那么可以尝试暂时避免食用该种食物。除上述的特定碳水化合物饮食外，其他常见的有低可发酵糖（低聚糖、双糖、单糖、多元醇）饮食（low fermentable oligosaccharides, disaccharides, monosaccharides and polyol diet，简称低 FODMAP 饮食）、地中海饮食、克罗恩病排除饮食（Crohn's disease exclusion diet，CDED）和半素食饮食（semi-vegetarian diet，SVD）等。

　　FODMAP 代表可发酵的低聚糖、双糖、单糖和多元醇，可以在许多很常见的食物中找到，例如水果（苹果、樱桃、芒果、油桃、桃子、梨、李子、西瓜、水果干等）、蔬菜（韭菜、蘑菇、朝鲜蓟、芦笋、甜菜根、西兰花、甘蓝、卷心菜、茴香、大蒜、秋葵、洋葱等）、豆类（大豆、青豆等）、谷物（小麦、黑麦等）、蜂蜜、乳制品以及甜味剂等。这些小分子碳水化合物不易被小肠吸收，会改变肠道渗透压，进入远端小肠和近端结肠被细菌发酵，导致产生气体，使肠道通透性增加，从而导致组织损伤。低 FODMAP 饮食可能有助于减轻与炎症性肠病相关的类似肠易激综合征的症状。研究发现，低 FODMAP 饮食可以减少炎症性肠病缓解期患者肠易激综合征样症状，并提高其生活质量。一项研究发现，与对照饮食相比，炎症性肠病缓解期患者在进行 4 周低FODMAP 饮食后，粪便中长双歧杆菌、青春双歧杆菌、总普拉氏梭杆菌丰度下降，齿双歧杆菌丰度增加，总短链脂肪酸浓度下降，但肠道微生物多样性无变化。需要注意的是，低 FODMAP 饮食是限制性的饮食，可能危及营养不良的患者。使用时，还应平衡饮食对症状改善的益处和益生元减少后对肠道微生物群的潜在有害影响，应在营养师的指导下严格执行。

地中海饮食的特点包括丰富的水果、蔬菜、全谷物、豆类、坚果、种子，以橄榄油作为烹饪油；最低限度摄入加工食品；适量摄入乳制品、鱼类和家禽；少吃红肉。目前研究已发现，地中海饮食可降低心血管疾病、癌症、神经退行性疾病和糖尿病的发病风险。坚持地中海饮食可降低中老年克罗恩病的发生风险。成年克罗恩病患者在进

行地中海饮食 6 周后，他们的肠道菌群趋
向正常化。在手术后的溃疡性结肠炎患者
中，地中海饮食依从性较高与钙卫蛋白（一
种大便炎症指标）水平降低有关。与 SCD
饮食和低 FODMAP 饮食不同，地中海饮
食更不易使患者发生营养素缺乏。但这种
饮食富含纤维，不适用于疾病发作期。

（童锦禄）

问题 104　溃疡性结肠炎和克罗恩病患者平时可以补充什么维生素？

炎症性肠病患者由于营养素摄入减
少、吸收不良、能量消耗增加和（或）丢失增
加，面临多种营养缺乏的风险，尤其是克罗
恩病患者。最常缺乏的营养素包括铁、维
生素 D、维生素 B_{12} 和锌。其中一些微量营

养素缺乏在诊断时更明显，有一些则在治疗期间持续存在甚至加重。

炎症性肠病患者是否都需补充多种维生素？答案是否定的。处理微量营养素缺乏的最重要策略是治疗基础疾病，从而尽可能减少炎症及相关的吸收不良和厌食。一旦实现缓解，大多数患者能从均衡膳食中获取足够的微量营养素，均衡膳食包括推荐量的蛋白质、果蔬和强化乳制品，但通常还需补充维生素 D。当患者明显缺乏特定营养素时，可能需要酌情补充其他维生素或矿物质。由于维生素 B_{12} 与叶酸一般在小肠进行吸收，克罗恩病常累及上消化道，并且许多克罗恩病患者接受过小肠段切除术（尤其回肠末段），而溃疡性结肠炎患者的病变部位通常在结肠，所以维生素 B_{12} 与叶酸的缺乏在克罗恩病患者中更为常见，在溃疡性结肠炎患者与普通人群中并无明显差异。但目前有研究指出，无确切证据表明维生素 B_{12} 的缺乏与回肠切除相关，其可能仅取决于疾病活动程度，但回肠切除 30 厘米以上的患者往往存在叶酸缺乏并需要补充治疗。除此之外，远端肠道瘘管形成与小肠细菌过度生长亦会导致维生素 B_{12} 缺乏，炎症性肠病患者叶酸的缺乏则很有可能归因于柳氮磺吡啶及免疫抑制剂的使用。铁的补充取决于个体患者特征，包括缺铁的严重程度和口服补铁的耐受性。研究发现，小剂量肠内补铁（每日 60 毫克元素铁）并未显著增加疾病活动度。

抗氧化维生素（维生素 A 和 E）能否帮助治疗炎症性肠病？暂无直接证据表明补充抗氧化维生素可减轻炎症性肠病患者的炎症。此外，补充大剂量维生素 A 或维生素 E 可能分别对骨骼或心血管健康不利，因此不推荐长期补充，补充前要检查一下到底缺不缺。

（童锦禄）

🔲 问题 105   疾病对营养吸收有什么影响？

炎症性肠病疾病本身对患者的营养吸收影响非常大，特别与疾病活动程度、患病年龄、病变部位、手术史等因素存在密切关系。

一、疾病活动度

首先，肠道炎症与吸收不良、消化不良和胃肠道蛋白丢失相关，这也可促成能量、蛋白质和微量营养素的缺乏。其次，患者可能会主动限制摄入可加重症状的食物。再者，患者可能存在厌食和能量消耗增加，这受到活动期炎症性肠病相关炎症细胞因子的调节。最后,这些炎症介质还会明确干扰某些营养素的吸收或利用,尤其是铁和维生素 D。

二、病变部位

特定营养素缺乏风险也与肠道内黏膜炎症的部位及范围相关。例如:①末端回肠:活动期病变可能导致维生素 B_{12} 或脂溶性维生素缺乏;②近端小肠:活动期病变会干扰铁和钙吸收;③弥漫性小肠病变:伴剧烈腹泻的广泛病变可能导致锌缺乏;④严重结肠病:结肠黏膜溃疡可能导致持续性失血和铁缺乏。

三、生长期儿童

由于生长发育对营养素的需求增加,所以生长期儿童发生营养素缺乏的风险较高。儿童对微量营养素及矿物质(如钙)的需求更大。例如,根据推荐膳食摄入量,9～18 岁儿童每日应摄入钙 1300 毫克,19～70 岁成人每日应摄入钙 1000 毫克。一些营养素会直接影响骨骼健康及随后的身高生长,包括钙、镁、铜、磷、铁和维生素 D。而维持骨骼健康是炎症性肠病成人的目标,儿童生长发育也离不开骨量和肌肉量的增长。需注意必须充分控制炎症,因为炎症细胞因子会直接影响骨形成和肌肉形成。

四、手术切除

大部分炎症性肠病患者(特别是克罗恩病患者)最终需手术切除部分肠段。克罗恩病患者的手术操作通常涉及回肠和部分结肠。末端回肠是维生素 B_{12} 被吸收的部位。大段回肠切除(超过 100 厘米)会破坏肠肝循环,并导致肠道丢失胆盐。后果可能包括胆汁酸性腹泻、脂肪泻和脂溶性维生素缺乏。通常，空肠切除比回肠切除更少引起营养素缺乏。

（童锦禄）

问题 106　什么是肠内营养？

关于营养支持的报道最早始于 1932 年。营养支持治疗一开始主要用于改善虚弱患者手术前的营养状态。营养支持治疗按实施方式可分为肠内营养（enteral nutrition，EN）和肠外营养（parenteral nutrition，PN）。肠内营养是指经口服或管饲途径补充人工营养素的营养支持治疗方式。营养疗法对炎症性肠病的直接治疗效果最先是由 Votik 等外科医生于 20 世纪 70 年代报道的，他们用要素配方肠内营养对 13 名患者进行为期 22 天的治疗，其中 12 名患者可以耐受该营养疗法，治疗结束后不仅体重得以增加，而且炎症相关指标也有所改善。

肠内营养根据摄入量占营养需求量的比例又可分为完全肠内营养（exclusive enteral nutrition，EEN）和部分肠内营养（partial enteral nutrition，PEN）。完全肠内营养是指患者的所有营养需要均来自液体营养配方。儿童克罗恩病患者完全肠内营养的推荐疗程通常为 6～12 周；成人略短，为 4～6 周，治疗结束后逐渐增加正常饮食。部分肠内营养是指在进食普通饮食的同时给予肠内营养。对于儿童和青少年克罗恩病患者，完全肠内营养可达到与激素相当的治疗效果，同时避免激素可能造成的诸多副作用。然而在成年克罗恩病患者中，除日本将肠内营养用于成年克罗恩病患者的常规治疗外,肠内营养通常不作为新发病例的一线治疗方案,欧洲和北美的临床指南推荐肠内营养用于拒绝传统药物治疗的患者或者仅作为辅助治疗方式。目前认为肠内营养治疗在溃疡性结肠炎中的作用主要为改善营养状况,但并不能诱导或维持缓解。此外,术前肠内营养还可以优化患者围手术期状态,降低手术并发症以及延缓复发。

(童锦禄)

问题 107　在什么情况下需要使用肠内营养?

如下情况需要考虑使用肠内营养。

1. 存在营养不良的患者需要考虑使用肠内营养,包括重度营养不良、中度营养不良预计营养摄入不足时间＞5 天，或营养状况正常但有营养风险者［营养风险筛查（NRS-2002）评分＞3 分］。对于合并营养摄入不足、生长发育迟缓及停滞的儿童和青少年，强烈推荐给予肠内营养支持治疗。克罗恩病患者合并营养不良是营养支持的绝对适应证。

2. 对于拟行手术治疗的克罗恩病患者，当 NRS-2002 评分≥3 分时，营养相关手术并发症的风险增加。术前营养支持能提高克罗恩病患者对手术创伤的耐受力，减少术后并发症的发生，增加手术的安全性。

3. 处于疾病活动期的患者，克罗恩病活动指数（Crohn's disease activity index，CDAI）＞150，则营养支持治疗尤其肠内营养能有效诱导疾病的缓解。儿童和青少年活动期克罗恩病诱导缓解，推荐首选肠内营养治疗。有足够证据证实，肠内营养诱导儿童和青少年活动期克罗恩病的缓解率与激素相当。肠内营养不仅能促进深度缓解，还可以促进生长发育。在 2014 年欧洲克罗恩病与结肠炎组织（ECCO）联合欧洲儿科胃肠病学、肝病学和营养协会（European Society for Paediatric Gastroenterology Hepatology and Nutrition，ESPGHAN）制定的共识中，推荐将完全肠内营养作为儿童活动期克罗恩病诱导缓解的一线治疗方案，并特别指出在诱导缓解治疗时不应采用部分肠内营养。完全肠内营养疗程通常为 6～8 周。

4. 作为药物治疗的替代手段。一些研究显示，激素应用时间超过 6 周和术前 1 个月内使用生物制剂与术后并发症的发生显著相关，因而有必要在术前撤除激素和生物制剂。但在撤除免疫调节剂后，患者处于无药物覆盖的阶段，有出现疾病再发的可能，而使用肠内营养能诱导或维持克罗恩病缓解，并避免药物导致的术后并发症风险。

（童锦禄）

📷 问题 108　肠内营养之间有什么区别？

按构成成分的不同，肠内营养可分为：①要素膳（仅由无须消化的氨基酸、葡萄糖和脂肪酸等组成）；②半要素膳（包括短肽、寡聚糖和中长脂肪酸链等）；③聚合物膳（包括蛋白质、碳水化合物、中长链脂肪酸、维生素和微量元素等）。也有学者将肠内营养分为短肽型和整蛋白型。其中，整蛋白型肠内营养口感较佳，患者接受度较高，适合口服。要素膳与非要素膳诱导缓解率无差异。碳水化合物总量、种类（单糖和双糖）或淀粉摄入与否均与克罗恩病或溃疡性结肠炎发病无关。低脂肠内营养可能提高肠内营养诱导缓解的效果。高油酸、低亚油酸肠内营养诱导缓解的效果低于低油酸、高亚油酸肠内营养。从给予途径来看，肠内营养可以分为口服和管饲。口服依从性较差。当每天摄入量超过 600 千卡时，建议管饲。持续泵入和间断输注的管饲方式对诱导克罗恩病缓解和促进肠道黏膜愈合的疗效相似，但是持续泵入可提高患者胃肠道耐受性，有助于减少肠内营养的不良反应。管饲的方式包括鼻胃管、鼻肠管、经皮内镜下胃造瘘（percutaneous endoscopic gastrostomy，PEG）等。

（童锦禄）

📷 问题 109　肠内营养有哪些副作用？应注意哪些事项？

炎症性肠病患者肠内营养的常见不良反应有胃肠道不良反应、代谢紊乱、营养管堵塞等。

首先，常见的胃肠道不良反应有腹泻、恶心、呕吐、腹胀和腹痛等。有必要询问乳糖不耐受史，对有可能存在乳糖不耐受的患者，应选择无乳糖肠内营养制剂。肠内营养液调配浓度过高极易引起腹泻，因此肠内营养治疗应从低浓度[0.3～0.5 千卡/毫升(1 千卡 = 4.184 千焦)]或 1/3～1/2 目标浓度(100 毫升/次，3 次/天)少量开始。为避免因肠内营养液污染而引起腹泻，应在配制至使用的各个环节做好消毒和防护，避免肠内营养液受到污染。肠内营养液应在 4℃ 以下冰箱内暂存，并在 24 小时内用完。当炎症性肠病患者营养液的使用方式为长期滴注时，应重点关注保温处理，特别是冬天，最好每餐现配。与间歇推注和间断滴注相比，使用输注泵持续输注肠内营养液不但可减少管饲护理工作量，而且能准确控制输注速度，按时完成输注量，改善肠道吸收情况，减少肠内营养并发症，提高胃肠道耐受性。对于出现恶心、呕吐的炎症性肠病患者，应首先排除疾病相关因素，如肠梗阻、肝肾功能异常等。而可能与营养相关的原因包括患者自备饮食不合理、营养制剂口感或气味较差、营养液推注速度过快、营养液使用温度过低、营养液渗透压过高、对鼻饲管的刺激不能耐受等。对于胃动力减弱的炎症性肠病患者，可考虑使用促胃动力药、谷氨酰胺、消化酶等。同时，调整营养制剂类型，单体氨基酸和短肽型营养制剂虽然渗透压较高，但易于吸收，适用于胃肠动力差的炎症性肠病患者。

其次，代谢紊乱表现为血糖水平波动、脂肪蓄积、体质量过度增加和再喂养综合征。对于血糖水平波动明显的炎症性肠病患者，应选择糖尿病专用配方型肠内营养制剂，延缓营养素吸收速度，减少血糖水平波动。但对于合并糖尿病的炎症性肠病患者，若疾病处于活动期，应选择少渣、易消化、小分子配方的肠内营养制剂，且多采取流质饮食；若疾病进入缓解期，则可逐步增加膳食纤维的摄入以帮助肠道恢复功能和控制血糖水平。炎症性肠病患者在接受长期营养支持后，体质量逐步增加甚至恢复到患病前的数值。因此，临床营养师指导炎症性肠病患者设定每日能量及其他营养素的摄入量，避免摄入过量加重胃肠负担，影响肠道恢复进程和临床治疗方案。

最后是营养管堵塞。在管饲肠内营养液时，可能因为以下原因导致营养管堵塞，如：营养液浓度太高，黏稠度高；营养液未搅拌均匀，存在大颗粒；管饲营养液后未冲管，管壁附着营养残渣等。应采取措施避免营养管堵塞，如降低营养液浓度、均匀搅拌营养液、喂养后及时冲管、1个月更换1次营养管等，也可以使用超声震荡清洗营养管。

（童锦禄）

问题 110　全肠内营养的作用机制如何？

肠内营养对炎症性肠病的治疗效果可能通过调节炎症性肠病患者肠道菌群，调节肠黏膜免疫应答与炎症反应，促进黏膜愈合与修复上皮屏障和影响内脏脂肪等来实现。

一、调节肠道菌群

肠内营养主要通过改善肠道菌群多样性以及调节细菌代谢产物，来实现对克罗恩病患者肠道菌群的调控。研究发现，克罗恩病患者使用完全肠内营养治疗后，肠道中普雷沃菌和球形梭菌菌属的丰度明显降低，并且普雷沃菌的变化程度与完全肠内营养治疗时长具有显著相关性。国外研究发现，完全肠内营养治疗主要是干预耐胆汁、氨基酸代谢相关的细菌，包括降低致炎细菌丰度，增加有益菌。

二、调节肠黏膜免疫应答与炎症反应

临床试验揭示，肠内营养在治疗克罗恩病过程中具有显著的免疫抑制作用，能抑制肠黏膜炎性细胞因子的产生。研究发现,在结肠炎模型中证实了完全肠内营养在机体内可以通过抑制促炎信号,进而减少血清和结肠组织中促炎介质的产生。

三、促进黏膜愈合与上皮屏障修复

在体内实验性结肠炎模型中发现,使用多聚物饮食配方可以下调和破坏紧密连接蛋白的促炎细胞因子的基因表达,从而维持肠屏障的完整性。

四、影响内脏脂肪

肠系膜脂肪组织是克罗恩病中 C 反应蛋白的重要来源,包括炎症和细菌刺激在内均可以引起肠系膜脂肪细胞产生 C 反应蛋白。肠内营养可以通过恢复脂肪细胞形态和减弱肠系膜脂肪的炎症微环境来改善克罗恩病肠损伤。

（童锦禄）

问题 111 炎症性肠病患者能剧烈运动吗？

由于炎症性肠病患者有多种症状，所以患者生活方式的调整也逐渐成为一种非常流行的辅助治疗方法，运动干预就是其中之一。国外已经有研究指出，常规（非剧烈）运动人群的炎症性肠病患病风险较低。对美国炎症性肠病患者进行的调查表明，从事体力工作的炎症性肠病患者的病死率要低于静态作业者，就是蓝领低于白领。1998 年就有专家提出针对炎症性肠病患者的运动指南，建议炎症性肠病患者可进行适当强度的有氧运动和抗阻训练。然而，虽然运动训练能减轻炎症性肠病患者的炎症反应，但有研究认为急性高强度运动可引起短暂的炎症反应，所以运动要适度。我国学者通过比较持续有氧运动（3次/周，维持 12 周）和高强度间歇运动对缓解期溃疡性结肠炎患者的作用发现，高强度间歇运动在改善溃疡性结肠炎患者身体形态学指标、运动能力和生活质量方面均优于持续有氧运动。因此，炎症性肠病患者运动的方式、强度、频率和持续时间等问题仍需进一步研究。但是整体上可以坚持适度运动的原则，不要长时间做特别剧烈的运动。

　　运动的抗炎作用机制尚未完全阐明，可能包括以下两个方面：①诱导抗炎环境，上调抗炎因子表达，平衡免疫应答；②抑制自由基代谢产物产生，减少脂质过氧化，促进抗氧化酶活化和热休克蛋白表达，增强机体抗氧化应激能力。此外，运动还可以缓解患者焦虑、抑郁情绪，降低患者的压力水平，从而帮助患者控制病情。

目前,尚没有针对炎症性肠病患者的运动指南,关于运动干预的临床试验也有限,研究还存在运动方式不一,时间、强度以及持续时间等的差异。有研究认为,时间过长、强度过高的运动会加重炎症反应。虽然过量运动对身体有危害作用,但绝大多数专家仍认为规律性的运动会减少疾病的生理影响。有学者认为,在参考健康人运动模式的情形下,炎症性肠病患者可以进行每周 2～5 次、每次 20～60 分钟的有氧运动,比如骑自行车,并且每周至少配合 1 次抗阻运动(比如举哑铃)。时间的控制主要包括每次运动时长和运动频率。目前研究显示,每次运动时长不要超过 1 小时。

(童锦禄)

问题 112　炎症性肠病患者会抑郁吗？

炎症性肠病病程长、治疗难、易复发，对患者的身心健康有巨大影响。目前，大部分学者认为精神心理因素对炎症性肠病的发生、发展起重要作用，炎症性肠病症状可加重患者的精神心理负担，精神心理负担也是导致炎症性肠病反复发作的重要原因。

很多炎症性肠病患者的病程较长，无法工作，不便参与社交活动，不能吃想吃的东西或有着持续的疼痛，所有的这一切都会导致短时间心理不舒适或长期抑郁状态。因此，有时治疗抑郁比治疗原疾病更重要。一些抗抑郁药物能改善炎症性肠病的临床症状。有些会刺激食欲，当然也有些可能引起便秘。服用抗抑郁药物不再是一件难堪的事情，如果需要服用一些抗抑郁药物来改善情绪，没有关系，这不是一种"精神依赖"，也并不是虚弱的表现。

炎症性肠病患者常伴随精神心理异常。2016 年发表的文献显示，35.1％的炎症性肠病患者会经历焦虑；21.6％的炎症性肠病患者会经历抑郁。相对而言，克罗恩病患者的抑郁症状发生率(25.3％)较溃疡性结肠炎患者(16.7％)高。在炎症性肠病诊断前后均有抑郁报告，以情绪低落为主要特征，丧失兴趣或愉快感，常伴有认知、行为和躯体症状，严重时会悲观绝望甚至出现自杀意念及行为。自杀是炎症性肠病中一种未被充分认识的抑郁症状。丹麦一项针对 27053 例自杀者（1981—2006年）的分析报告显示，与正常人相比，克罗恩病患者及溃疡性结肠炎患者的自杀风险更高。

　　研究显示，炎症性肠病疾病活动与抑郁发作之间存在相关性，但部分炎症性肠病静止期患者也出现抑郁症状。有观点认为，抑郁症是一种个体差异很大的疾病，不同的症状群有不同的病因。例如，躯体性抑郁症状（如疲劳、食欲减退、睡眠不足）更可能与活动性炎症有关，而认知症状（如无价值感、自责、自罪、自杀观念）在静止期更可能发生，提示其可能是与炎症性肠病活动无关的精神状态，在选择治疗时应加以考虑，炎症性肠病缓解期也需要心理疏导。炎症性肠病合并抑郁预示病程较差，包括复发、住院和手术的风险增加。其他影响炎症性肠病患者心理障碍发展的危险因素包括女性多发、疾病活动度和疾病复杂化。

（童锦禄）

📦 问题 113　有没有患者组织可以加入？

　　每年的 5 月 19 日是世界炎症性肠病日（World IBD Day），其由欧洲克罗恩病和溃疡性结肠炎协会（The European Federation of Crohn's & Ulcerative Colitis Associations，EFCCA）组织，由来自五大洲超过 50 个国家的患者组织共同发起，旨在提高公众对炎症性肠病这种难以治愈的终身疾病的认识和了解。2021 年世界炎症性肠病日的主题是"Break the silence"，希望患者打破沉默，敢于发出声音和诉求。2022 年世界炎症性肠病日的主题是"IBD has no age"。

　　我国每个比较知名的炎症性肠病中心均有患者组织，可以向主诊医生咨询如何入群，群里面会定期发布炎症性肠病的相关科普知识，也便于患者找到医生及患者互帮互助。

我国比较大的患者组织有如浙江大学医学院附属第二医院陈焰主任发起的于 2016 年 8 月 17 日成立的爱在延长炎症性肠病基金会（The China Crohn's & Colitis Foundation，CCCF），该基金会通过各种形式为炎症性肠病患者提供健康教育，为炎症性肠病相关医护人员提供专科教育、培训，举办各类活动提高炎症性肠病的诊治水平，通过各种形式的活动引起社会对炎症性肠病的重视，资助炎症性肠病有关的其他活动，从而提高炎症性肠病（炎症性肠病）患者的医疗和生活质量。

国内很多大型炎症性肠病中心有自己的患者俱乐部，不定期举办患者宣教活动。由于患者组织具有地区性和医院主导性，所以建议患者选择自己经常就诊的医院所建立的患者组织或者群体，便于随访复查和交流。

（童锦禄）

问题 114 溃疡性结肠炎对患者生活质量的影响大吗？

随着医学模式的转变，患者的需求不断提高，对生活质量更加重视，进而形成健康相关生活质量（health-related quality of life，HRQOL）的概念。生活质量（quality of life，QOL）是由患者自己评定的，包括身体机能、心理功能、社会功能的多类型指标，可有效反映患者的生活质量和期望等，常用于评价临床治疗或干预措施（如饮食、锻炼）的有效性、安全性等。炎症性肠病患者生活质量问卷（inflammatory bowel disease questionnaire，IBDQ）是用于评价炎症性肠病患者生活质量的专用量表，共有32个条目，包括肠道症状、全身症状、情感能力、社会能力4个方面。每个条目有7个选项，采用 Likert 7级计分法，总分范围为32～224分，总得分越高，提示患者的生活质量越好。

溃疡性结肠炎患者腹泻次数多、排黏液脓血便和里急后重。因此溃疡性结肠炎患者的肠道症状得分明显低于克罗恩病患者。炎症性肠病活动期严重的腹泻、腹痛、疲乏、便血等是影响生活质量的主要因素。随着研究的深入和进展，目前大部分学者认为无论是炎症性肠病活动期还是缓解期，患者的生活质量都不如正常健康人。处于发作期的炎症性肠病患者生活质量下降明显；而缓解期炎症性肠病患者的生活质量虽然与正常健康人群差异不大，但该时期患者心理健康水平和社会功能水平明显低于正常健康人。炎症性肠病与心理因素密切相关，炎症性肠病患者心理紧张相关评分明显升高，心理特征与胃肠道功能障碍以及疾病相关，如疼痛、心理不良情绪等。在情感障碍研究中发现，相对于正常健康人群，炎症性肠病患者情感障碍的发生率明显升高，而情感障碍患者的生活质量明显低于正常人，并认为情感障碍发生率与生活质量呈负相关。炎症性肠病患者更易出现神经质、情感障碍等心理异常，从而降低患者的生活质量。

（童锦禄）

🎞 问题 115　克罗恩病对患者生活质量的影响大吗?

克罗恩病在临床上以腹泻、腹部包块、腹痛、瘘管形成和肠梗阻为特点,并可伴有肠外表现,其好发于中青年,病程冗长,反复发作,势必会对患者的生理、心理及社会功能等造成影响。因此,在治疗躯体疾病的同时,炎症性肠病患者健康相关生活质量也应该引起大家的关注。克罗恩病患者的生活质量较正常健康人下降。虽然短期来看,急性发作期溃疡性结肠炎患者生活质量可能低于克罗恩病患者;但长期来看,克罗恩病患者的生活质量低于溃疡性结肠炎患者。这其中的原因可能与克罗恩病患者的疾病病程相对较长以及外科手术率较高相关。

影响炎症性肠病患者生活质量的因素有以下几个方面。

一、生理因素

生理因素主要集中在年龄与性别的差异。克罗恩病女性患者对健康的主观评价较低，甚至较溃疡性结肠炎患者降低更为明显。

二、疾病活动度

疾病活动期患者的肠道状况、躯体功能、一般健康状况等均有明显降低，这势必会对患者的情感功能、心理状况及社会功能造成不良影响，使患者情感功能、社会功能等明显下降。总的来说，疾病活动度与患者的健康相关生活质量明显相关。对于急性活动期患者来说，患者的生活质量肯定会下降。如：出现腹痛、腹泻；出现肠瘘，引起腹部非常难以忍受的痛苦；出现肠皮瘘，大便从腹壁流出；发生营养不良、低蛋白血症造成水肿；贫血造成患者乏力，食欲不佳，睡眠不好。有的患者需要手术，并且需要造瘘，腹部安置造瘘袋会使患者觉得特别不能接受。

三、心理因素

炎症性肠病患者通常存在敏感、固执、情绪稳定性差等个性特征，同时人际关系敏感、焦虑、心神不安。在生活质量调查中，患者的情感功能、社会功能、总的心理健康的分值均降低。

四、乏力

缓解期炎症性肠病患者的乏力发生率在 $22\% \sim 41\%$，而中度活动期患者的乏力发生率在 $44\% \sim 86\%$，并且这种疲劳感可以明显影响日常生活。

五、其他影响因素

其他影响因素包括吸烟、手术、病程等。克罗恩病患者要严格戒烟，克罗恩病患者吸烟更易使疾病加重。

（童锦禄）

问题 116 我在一线城市该如何就诊炎症性肠病（溃疡性结肠炎/克罗恩病）？

鉴于炎症性肠病病情复杂和漫长病程中病情多变的临床特点，以及病源分散的分布特点，诊治上要求高度专业化的多学科协作团队（multi-disciplinary team，MDT），健康服务要求全面性，随访时间要求长期性。目前，国内多家医疗机构先后成立了炎症性肠病诊治中心。多数炎症性肠病诊治中心构建了以消化内科医生为主导，普通外科医师、影像学医师、病理科医师和专科护士等参与的多学科协作团队，或设立了炎症性肠病专科门诊，制定了炎症性肠病诊疗常规，已有许多患者从中获益。

由中国健康促进基金会和中华医学会消化病分会暨炎症性肠病学组作为主办单位，定期进行全国炎症性肠病诊疗质控中心阶段性评审，选出炎症性肠病区域诊疗中心。2019—2021 年已经进行了 2 次评审。下表中列出了北上广深的炎症性肠病区域诊疗中心，供患友参考，其余新一线城市的知名炎症性肠病区域中心名单请参考 http://ibdqcc.com/pgjg。

城市	医院（排名不分先后顺序）
北京	中国人民解放军陆军总医院
	北京协和医院
	北京大学人民医院
	北京大学第一医院
	北京大学第三医院
上海	上海交通大学医学院附属仁济医院
	上海市第十人民医院
	上海交通大学医学院附属新华医院
	上海交通大学医学院附属瑞金医院
广州	南方医科大学南方医院
	中山大学附属第六医院
	中山大学附属第一医院
	珠江医院
	广东省人民医院
	广州市第一人民医院
深圳	北京大学深圳医院

（童锦禄）

📷 **问题 117　我在二线城市该如何就诊炎症性肠病（溃疡性结肠炎/克罗恩病）？**

北上广深以外的中心城市也有很好的炎症性肠病中心，可以参考 http://ibdqcc.com/pgjg。这些炎症性肠病区域诊疗中心的诊疗实力比较均衡，诊疗的方案基本一致，关键要找到这些中心中专注于炎症性肠病的团队。下表中列出其他一些炎症性肠病区域诊疗中心。

城市	医院（排名不分先后顺序）
合肥	安徽医科大学第一附属医院
	中国科学技术大学附属第一医院（安徽省立医院）
福州	福建医科大学附属第一医院

续表

城市	医院（排名不分先后顺序）
南宁	广西医科大学第一附属医院
武汉	湖北省人民医院
	华中科技大学同济医学院附属同济医院
	华中科技大学同济医学院附属协和医院
	武汉大学中南医院
长春	吉林大学第一医院
南京	江苏省人民医院
	南京鼓楼医院
	中国人民解放军东部战区总医院
	东南大学附属中大医院
	江苏省中医院
昆明	昆明医科大学第一附属医院
重庆	陆军军医大学附属新桥医院
	陆军军医大学大坪医院
济南	山东大学齐鲁医院
成都	四川大学华西医院
	四川省人民医院
温州	温州医科大学附属第二医院

续表

城市	医院（排名不分先后顺序）
西安	西安交通大学医学院第二附属医院
	西安交通大学第一附属医院
	西京医院
厦门	厦门大学附属中山医院
杭州	浙江大学医学院附属第二医院
	浙江大学医学院附属第一医院
	浙江大学医学院附属邵逸夫医院
	浙江中医药大学附属第一医院
郑州	郑州大学第二附属医院
沈阳	中国医科大学附属盛京医院
	中国医科大学附属第一医院
长沙	中南大学附属湘雅二医院
	中南大学附属湘雅三医院
	中南大学湘雅医院
大连	大连医科大学附属第一医院
石家庄	河北医科大学第二医院
金华	金华市中心医院
南昌	南昌大学第一附属医院

续表

城市	医院（排名不分先后顺序）
宁波	宁波市第二医院
	宁波市第一医院
银川	宁夏医科大学总医院
汕头	汕头大学医学院第一附属医院
苏州	苏州大学附属第二医院
天津	天津医科大学总医院
泸州	西南医科大学附属医院

（童锦禄）

📷问题 118　我在小城市该如何就诊炎症性肠病（溃疡性结肠炎/克罗恩病）？

除相对较大的专科区域诊疗中心外，目前还有很多专科联盟，譬如 2018 年 7 月 28 日，西部炎症性肠病联盟在成都成立；

2019 年 7 月，广西炎症性肠病（炎症性肠病）专科联盟在南宁成立；2021 年 11 月 28 日，江苏省炎症性肠病（炎症性肠病）专科联盟在南京成立。通过联盟组织，规范医生的诊断水准，并建立健全相互转诊的机制。

对患者来说，较为重要的是找到一个相对稳定的、较为专业的炎症性肠病医生，长期跟踪随访治疗，因为炎症性肠病急性活动期的治疗固然重要，但是长期随访、观察、维持用药和及时向中心医院转诊、远程会诊也非常重要。另外，现在还能通过互联网平台咨询，比如互联网医院。

（童锦禄）

📷 问题 119　炎症性肠病有希望治愈吗？

炎症性肠病是一种慢性疾病，目前还没有治愈克罗恩病或溃疡性结肠炎的方法，炎症性肠病患者通常需要终身治疗。对有些患者来说，治疗后炎症性肠病可能很长一段时间不复发，但这更准确地说应该是深度缓解，而不是治愈。有些炎症性肠病患者可能会出现缓解或长期无症状。当肠黏膜愈合、肠功能正常时，炎症性肠病患者被认为已进入缓解期，这时基本没有症状。有些炎症性肠病患者的缓解期可能会持续很长时间。然而，绝大多数患者会经历活动性疾病（发作）与缓解的交替状态。

克罗恩病和溃疡性结肠炎的治疗包括药物治疗和手术治疗。全结肠切除术有时被一些专家称为溃疡性结肠炎的"治愈"，因为在切除全结肠和直肠后，靶器官没有了，从理论上来说疾病应该治愈了。然而，手术并发症（储袋炎等）、皮疹和关节疼痛等相关问题仍有可能发生。克罗恩病患者的手术包括结肠切除术或部分小肠切除术，但也不能治愈，因为该病可能在消化道的其他任何部位复发。

新药能治愈炎症性肠病吗？炎症性肠病的药物治疗包括皮质类固醇（激素）、5-ASA 药物（美沙拉秦等）、免疫抑制剂、生物制剂和小分子药物，如英夫利西单抗、阿达木单抗、维得利珠单抗、阿达木单抗、乌司奴单抗和托法替尼等。这些药物不能治愈炎症性肠病，但对许多人来说，它们可以治疗症状，或帮助诱导和维持缓解。

如今对炎症性肠病的治疗目标已逐渐转变为黏膜愈合（包括内镜愈合及组织学

愈合），并提出将疾病清除作为炎症性肠病治疗的终极目标。炎症性肠病的疾病清除概念，代表疾病深度缓解，包括症状缓解（患者报告结局）和黏膜愈合（内镜及组织学愈合）。

（童锦禄）

问题 120　炎症性肠病已有十几年病史，怎样避免复发？

炎症性肠病的复发率极高。溃疡性结肠炎患者中，70％～80％会发生慢性复发，更有 20％～30％在多次复发后不得不切除肠道（当然这是国外的数据，国内没有那么高）。对于克罗恩病患者，虽然药物治疗可以取得部分疗效，但仍有 50％～80％的患者在患病 10 年内需要手术治疗，尤其是那些合并严重并发症的患者。那么，我们应该如何最大限度地避免炎症性肠病的复发呢？

一、早发现，早治疗

治疗的延迟和持续的炎症导致不可逆的黏膜损伤和肠功能减退。随着新型药物的不断涌现，炎症性肠病的治疗目标从原来的症状改善，到临床缓解及无激素缓解，再到目前公认的以黏膜愈合为炎症性肠病的治疗目标，未来更有望达到组织学愈合，保护肠道的正常功能。如果达到内镜下的黏膜愈合，那么炎症性肠病的自然病程可以得以改变，炎症性肠病患者的手术率、复发率也得以降低。

二、良好的自我管理与疾病共存

1. 遵医嘱用药

研究显示，如果炎症性肠病患者依从

性差，复发风险将会增加。坚持服药，切勿自行停药或更改药物用量。依从性差的原因有：患者感觉病情好转了，以为可以停药了；患者觉得目前治疗方案太复杂，又或者因惧怕药物的副作用，想更改治疗方案。当患者碰到这些问题时，最好的做法是第一时间联系炎症性肠病医生，切勿擅自决定。

2. 关注病程的情况

简单地说，关注病程的情况就是关注自己的身体状况，是否有腹痛，大便次数是否增多，肛门周围是否有疼痛或流脓，黏液血便等是否再次出现或加重，是否伴有乏力、发热、日渐消瘦等情况。如果出现上述情况，提示目前的药物可能效果不好或失去效果，应及时到炎症性肠病专科门诊就诊。

3. 定期复查

首先是血液学检查，应定期监测血常规、肝肾功能、C反应蛋白水平及粪钙卫蛋白等，了解有无药物的不良反应，并间接评估肠道炎症。然而，最重要的是行内镜检查，直接了解胃肠道黏膜是否恢复正常。另外，也可以酌情选择肠道 CT 及肠道磁共振、胶囊内镜、小肠镜等检查。医生通过综合以上检查的结果，来决定是否调整治疗方案。

4.炎症性肠病患者的饮食管理

在炎症性肠病患者急性发作期，应选质软、易消化、少渣的食物，必要时选择肠内营养制剂，限制过多纤维饮食，以免加重胃肠道负担。在疾病缓解期，应注意平衡饮食，提倡个体化饮食。最好限制奶制品及牛奶的摄入，但如果可以耐受，可以少量摄入。应避免食用生冷、腌制、重油、刺激性食物及酒类等。

5.改变生活方式

建议克罗恩病患者戒烟。研究表明，

吸烟的克罗恩病患者的复发风险是不吸烟的克罗恩病患者的2倍。进行合理的体育锻炼。炎症性肠病患者应避免剧烈运动，在急性期需注意休息，在缓解期可以进行强度相对较低的体育锻炼。对于体质瘦弱、易患骨质疏松症者，适度的体育锻炼更为重要。

（童锦禄）

本书由上海市宝山区科普项目"滨江科学论坛-中国炎症性肠病中青年学者云论坛（2022-CX-07）"提供学术支持